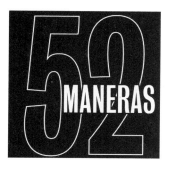

de protegerse del cáncer

Doctor Terry T. Shintani y J.M.T. Miller

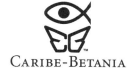

CARIBE-BETANIA

Una División de Thomas Nelson Publishers
The Spanish Division of Thomas Nelson Publishers
Since 1798 — desde 1798

www.caribebetania.com

NOTA DEL EDITOR: Este libro tiene como único propósito brindar información general sobre el cuidado de la salud. No suplanta el consejo médico, diagnóstico ni el tratamiento brindado por su médico particular. Se insta a los lectores que consulten a sus médicos de cabecera en lo relativo a enfermedad y nutrición o antes de iniciar cualquier programa de ejercicio personal.

Caribe-Betania Editores
Es un sello de Editorial Caribe, Inc.

© 2004 Editorial Caribe, Inc.
Una subsidiaria de Thomas Nelson, Inc.
Nashville, TN, E.U.A.
www.caribebetania.com

Título del original en inglés:
52 Ways to Protect Yourself from Cancer
© 1993 por Terry Shintani y
Janice M. T. Miller
Publicado por Oliver-Nelson Books

Traducción: Leticia Guardiola

ISBN: 0-88113-356-6

Impreso en E.U.A.
Printed in the U.S.A.

4ª edición

CONTENIDO

INFORMACIÓN GENERAL

NUTRICIÓN

EJERCICIO

LA RELACIÓN CON EL AMBIENTE

OTRAS COSAS QUE DEBIERA HACER

INFORMACIÓN GENERAL

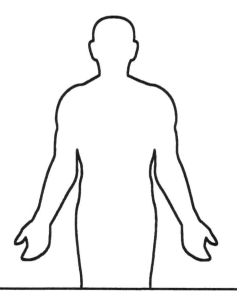

1

COMPRENDA
EL
PROBLEMA

La crisis del cáncer   Hoy en día, una de cada tres personas en Estados Unidos se enferma de cáncer. Estos guarismos resultan formidables. Y como esta enfermedad se ha convertido en epidemia, la mayoría adoptamos una postura fatalista. Creemos que tiene que sucederle a otro, no a nosotros. O en caso de que *sí* nos llegue a suceder, sólo se trata de una cuestión de mala suerte, entonces, ¿por qué preocuparnos por el asunto?

Pero estas actitudes sólo extienden la epidemia porque *sí hay* muchas cosas que puede hacer para asegurarse que usted y los suyos no se unan al tercio trágico que sufre cáncer. La mayoría de estas cosas son simples. Y si desea aprender a hacer todo lo posible para que usted y los suyos se protejan de las balas del azote del siglo veinte, este libro es para usted.

La segunda causa de muerte en importancia

El cáncer es la causa de muerte que ocupa el segundo lugar en importancia entre los estadounidenses, inmediatamente después de la enfermedad cardiovascular. Sólo en este año, de acuerdo con el *Informe sobre nutrición y salud del Ministro de Salud de Estados Unidos*, más de novecientas mil personas sabrán que padecen de cáncer.

Algunas estadísticas atemorizantes Entre mil trescientas y mil quinientas personas mueren de cáncer cada día del año. Y las cifras van en aumento. Si todo sigue como hasta ahora aquí en Estados Unidos, algunos expertos estiman que poco después del año 2000 casi el cincuenta por ciento de nosotros llegará a padecer de cáncer. La posibilidad resulta abrumadora.

La buena noticia La buena noticia es que la mayoría de los expertos ahora están de acuerdo en que ¡hasta *el ochenta por ciento de todos los cánceres puede prevenirse!* Teniendo en cuenta lo difícil que resulta curar el cáncer una vez iniciado, esta noticia es sin duda buena.

La mejor solución es la prevención A pesar de los numerosos retrasos y fracasos, la ciencia médica al fin comienza a comprender esta enfermedad. Desafortunadamente, los progresos llegan con lentitud. Y muchos de los cánceres más comunes, por ejemplo, el de mama, son tan difíciles de curar en la actualidad como lo eran veinte años atrás.

Noticias aun mejores Si la tecnología no puede aportar una solución completa, si incluso el campo de la medicina nos falla con frecuencia, ¿qué podemos hacer? La respuesta es *¡bastante!* De eso se trata este libro. La tecnología que quizás llegará a prevenir la mayoría de los cánceres ya está en acción. Lo único que debemos hacer es recurrir a ella. La solución es escuchar a los investigadores que establecen un eslabón entre la dieta y el estilo de vida y el cáncer, luego crear un ambiente limpio y maximizar la nutrición apropiada. Agréguele a eso el trabajo protector y curativo que realiza la comunidad médica y, de repente, el cuadro no aparece tan desesperanzado.

Podemos producir un impacto en la epidemia de cáncer ahora mismo, hoy. Lo único que debemos hacer es modificar nuestro estilo de vida, incluyendo nuestra nutrición e interacción con el medio. Al cabo de unas pocas y cortas generaciones podríamos en teoría revertir el número de personas que se enferman de cáncer cada año, de novecientos mil a ciento ochenta mil... y quizás hasta menos que eso. Es posible. Pero tendremos que trabajar un poco. ¿Está listo?

2

SÁQUELE
EL MAYOR
PROVECHO A
ESTE LIBRO

Lo que este libro no puede hacer Aún queda mucho por aprender acerca del cáncer. Por lo tanto, este libro no se refiere a increíbles avances en el campo de la investigación oncológica. Más bien intenta proveerle consejo basado en recientes avances del campo de la prevención del cáncer. Gran parte de esta información es polémica. Por eso resulta difícil ser muy específico al dar recomendaciones. Además, cada uno de nosotros es singular, con problemas singulares. Recuerde este punto al evaluar el consejo que encuentre aquí. Lo que da perfecto resultado para una persona, tal vez no sea tan bueno para otra. Por este motivo, es necesario que trabaje conjuntamente con un médico o dietista capacitado antes de alterar de manera significativa su dieta, ejercicio y estilo de vida.

Lo que *sí* puede hacer este libro A pesar de todo, el terreno común en el campo de la prevención del cáncer aporta cosas simples y prácticas que puede realizar para que cuente con la mejor oportunidad de prevenir el cáncer.

Los tiempos cambian Sin embargo, el campo de la prevención del cáncer está cambiando rápidamente. Será sabio que su educación en lo que respecta a la prevención del cáncer se prolongue más allá de la extensión y del marco cronológico de este libro. En ningún otro campo de la medicina resulta tan prometedor el futuro como en el de la prevención de las enfermedades degenerativas que plagan a la humanidad, incluyendo los dos asesinos más comunes en Estados Unidos, la enfermedad cardíaca y el cáncer. *Estamos* empezando a comprender lo que son, lo que las causan y cómo prevenirlas.

Use este libro con sabiduría Este libro se ha creado de modo que asimile e incorpore una nueva medida preventiva cada semana durante todas las semanas del año. Examine con cuidado cada consejo y hable acerca de ello con su doctor o, en el caso de la información sobre la nutrición, con su dietista capacitado. Luego, si se trata de algo que al parecer le será de ayuda, incorpórelo a su estilo de vida. Si usa con cautela y sabiduría la información que va a aprender, podrá determinar lo que le dará mejor resultado. Al hacerlo, estará dando algunos pasos dirigidos hacia la disminución de su riesgo de adquirir cáncer.

3

CONOZCA

A

SU ENEMIGO

Guerras de células   Nuestros cuerpos están compuestos por seis a diez trillones de células, y cada una de ellas está en un constante estado de cambio. Como pequeñas imágenes de nuestro paso por esta vida, las células nacen, crecen, dividen y mueren siendo reemplazadas por otras células idénticas. Algunas son renovadas cada pocas semanas, otras tardan más tiempo, pero se estima que al finalizar varios años, la mayoría de los átomos de nuestros cuerpos son reemplazados. A veces, durante este proceso de división, ocurren cambios a las células y se vuelven malignas, cancerosas.

Las células cancerosas no invaden el cuerpo. Son parte de él. Un tumor maligno forma parte de su cuerpo al igual que su cabello o su brazo o su corazón. Pero es una versión distorsionada de usted porque de algún modo el ADN, que determina cómo se dividirán las células, se confunde. Las células pierden sus planos originales y comienzan a reproducirse al azar. Al crecer las células cancerosas, casi todos los diversos tipos de cáncer producen tumores. A decir verdad, los tumores malignos no son en realidad peligrosos excepto hasta que comienzan a juntarse o invadir órganos vitales. Al llegar a ese punto, a no ser que algo detenga la progresión, el individuo avanza hacia la muerte.

Los cuatro tipos básicos La palabra *cáncer* es un término que abarca muchas enfermedades distintas, las cuales pueden destruir al cuerpo humano de manera similar. Los tipos básicos de cáncer son los *sarcomas*, que se originan en el hueso y los tejidos blandos; los *carcinomas*, que se originan en las células de los tejidos que rodean los órganos del cuerpo tales como los pulmones, el colon, los ovarios, las mamas y la piel; y los *linfomas* y las *leucemias*, que derivan de las células de la sangre.

Conozcamos al enemigo Los tumores sólo son señales de la enfermedad, no la enfermedad en sí. Muchas personas cometen el error de pensar que al extirparse sus tumores quirúrgicamente, quedan libres de cáncer. A menudo, nada podría estar más alejado de la verdad. Si permanece siquiera una célula cancerosa en el cuerpo, puede implantarse e iniciar de nuevo el caos, causando a la larga todo tipo de problemas, incluyendo la muerte.

Aun después de que las personas se sometan a cirugía, quimioterapia y/o terapia de radiación, es posible que sigan actuando los mismos componentes físicos básicos que en un principio permitieron que la(s) célula(s) se volviese(n) cancerosas y que luego dieron pie a que el cuerpo permitiese que el cáncer tomase control. El cáncer puede volverse pronto una enfermedad sistémica y debe entonces tratarse y prevenirse en forma sistémica. Repito, eso no significa que no den resultado los tratamientos ortodoxos. A menudo sí lo hacen. Simplemente significa que al considerar el cáncer sólo como tumores, la gente pasa por alto la mayor parte del cuadro. Y será necesario que vean el cuadro total si han de ganar la batalla.

Lo que usted haga hoy a su cuerpo puede determinar si ha de padecer de cáncer a uno, cinco, diez o veinte años a partir de ahora. El momento de empezar a prevenir el cáncer de modo que nunca deba pelear una batalla directa con esta enfermedad es hoy, ahora mismo.

4

ENTIENDA
SU
SISTEMA
INMUNOLÓGICO

Su sistema de defensa   Lo más probable es que tenga células de cáncer flotando por su cuerpo en este instante. Todos las tienen. Pero es también probable que su sistema natural de defensa haga desaparecer de un golpe a las células traidoras que pudieran llegar a provocar la aparición de cáncer mucho antes de que tengan la oportunidad de hacer daño alguno. ¿Cómo es posible eso? Mediante la asombrosa red del cuerpo conocida como el sistema inmunológico.

Su sistema inmunológico lo defiende de microbios y de mutación interna. Es responsable de su vida misma. Es más, gran parte de la información sobre nutrición y prevención contenida en este libro le mostrará cómo fortalecer su sistema inmunológico de modo que el cuerpo se defienda naturalmente contra el cáncer y otras enfermedades.

Inmunoterapia   Desafortunadamente, el sistema inmunológico no siempre detiene la proliferación de células cancerosas. Las cosas pueden fallar. Pero desde principios de la década de 1980, los tratamientos experimentales más prometedores siguen teniendo como enfoque la ayuda al sistema inmunológico para que luche y venza al cáncer. La teoría establece que fortalecer el sistema inmunológico del cuerpo será mucho más eficaz contra el cáncer y otras enfermedades que lo que han sido las terapias abiertamente invasivas como la cirugía, la terapia de radiación y la quimioterapia y tendrá muchos menos efectos secundarios. Recientemente, los investigadores han producido unas posibilidades sorprendentes incluyendo una técnica denominada cirugía molecular, la cual ofrece mucha esperanza para personas que padecen de tumores cerebrales y otros cánceres antes intratables.

Cómo mantener fuerte su sistema inmunológico El factor más importante en la prevención del cáncer, sin embargo, es mantener su sistema inmunológico con la fortaleza necesaria para destruir las células cancerosas antes de que prendan y hagan daño. Existen diversas maneras de hacerlo:

- Practique la buena nutrición.
- ¡Deje de fumar!
- Haga ejercicios regularmente.
- Evite el estrés físico.
- Evite el estrés emocional.
- Cuide su peso.
- Detenga la contaminación ambiental.
- Mantenga una actitud positiva.
- Ore siempre que le sea posible.

5

CONOZCA SUS FACTORES DE RIESGO EVITABLES

¿Cuánta posibilidad existe de que contraiga cáncer? El cáncer es una enfermedad compleja. Es difícil de entender, prevenir y tratar en parte porque es multifactorial. Es decir, es necesario que se den muchos factores interactuantes para que se desarrolle la enfermedad.

Si usted ha de evitar convertirse en uno de los novecientos mil estadounidenses que se entera este año (o el próximo) que padece de cáncer, necesitará comprender no sólo los métodos de prevención, sino también su riesgo personal. Si usted es de alto riesgo, necesitará tomar medidas preventivas específicas.

¿Cómo saber si se encuentra en el grupo de alto riesgo de padecer de cáncer? El Instituto Nacional del Cáncer (INC) ofrece las siguientes directivas.

Riesgos que puede evitar

Dieta   La dieta es la causa principal de cáncer. En el capítulo 8, «Modifique su dieta... ¡ahora!» se enterará del eslabón entre la nutrición y el cáncer. Se estima que aproximadamente el treinta y cinco por ciento de todos los casos de cáncer podría evitarse si sólo comiésemos bien. De modo que practique la buena nutrición. A menudo, evitar el cáncer resulta así de sencillo.

Fumar   Este hábito es el segundo causante de cáncer en orden de importancia. Si todos dejásemos de fumar, la mayoría de los expertos opinan que alrededor del treinta por ciento de todo cáncer se erradicaría. En el capítulo 9, «Deje de fumar», sabrá exactamente por qué fumar representa una seria amenaza para la salud.

Luz solar   Los cánceres de piel están aumentando más rápidamente que cualquier otra forma de cáncer en el mundo. La incidencia de melanoma maligno, una forma de cáncer de piel muy mortal y de difícil tratamiento, se ha duplicado desde 1980. Casi todos estos cánceres se deben a excesiva exposición a la luz solar, de modo que deberá evitar la exposición prolongada a la luz solar (véase capítulo 49, «Evite una excesiva exposición a la luz solar»).

Alcohol   Sin duda, beber alcohol constituye un riesgo, sobre todo en lo que respecta a cáncer de boca, garganta, esófago e hígado. Si fuma y bebe al mismo tiempo, está multiplicando su riesgo. Si desea minimizar su riesgo de cáncer, nunca beba en exceso, o mejor aun, deje de beber alcohol por completo.

Rayos X   Evite radiografías innecesarias. Los rayos pueden dañar el ADN, lo cual podría desembocar en cáncer. Hable con su doctor, el cual le dirá con exactitud cuánta radiación es demasiada.

Agentes industriales y químicos   Como verá en el capítulo 50, «Evite la exposición ocupacional», la contaminación ambiental es un serio y prevenible factor de riesgo para el cáncer. Para ayudar a detener la epidemia de cáncer, limpiemos el ambiente. Mientras tanto, evite la exposición a carcinógenos conocidos.

Hormonas   El INC señala que la suplementación de estrógeno representa un riesgo potencial de cáncer. Sucede lo mismo con las pastillas anticonceptivas. Hable con su médico acerca de este punto. Si los demás factores en su vida indican que su riesgo de contraer cáncer es elevado, tal vez sea conveniente hacer unos cambios en su estilo de vida antes de considerar cualquier terapia o suplementación hormonal.

Prácticas sexuales   El cáncer cervical es un cáncer que definitivamente está relacionado con el estilo de vida y, por lo tanto, es prevenible. Hay varios factores de estilo de vida que se sabe contribuyen a las altas incidencias de esta enfermedad, tales como actividad sexual con aquellos que han tenido múltiples parejas, actividad sexual que se inicia a principios de la adolescencia, parejas múltiples y otras actividades sexuales imprudentes.

6

CONOZCA SUS FACTORES DE RIESGO INEVITABLES

Riesgos inevitables

Factores genéticos Algunas personas se enfrentan a mayor riesgo que otras por el simple hecho de su herencia. Sin embargo, ese factor pesa únicamente en el desarrollo del cáncer. Aun cuando otros miembros de su familia hayan sucumbido a la enfermedad, existe muy buena posibilidad de que lo pueda evitar si toma decididas medidas preventivas.

Radiación inevitable El INC señala que a menudo niños y adultos jóvenes son expuestos a elevados niveles de radiación lo cual puede ubicarlos en un grupo de riesgo por encima de lo acostumbrado, sobre todo en el caso del cáncer tiroideo. Aun cuando no pueda evitar lo que ya le haya sucedido, sin duda puede evitar repetir el error con sus niños.

El radón es un gas invisible e inodoro causado por la

descomposición de depósitos de uranio en ciertas rocas. Es otra forma de radiación y autoridades estiman que es la segunda causa importante de muerte por cáncer de pulmón, inmediatamente después de fumar. Por lo tanto, quizás cierto riesgo no sea evitable. Sin embargo, ciertos niveles de radón son inaceptables. Consulte a las autoridades nacionales o locales para determinar si está expuesto a radón o no y para averiguar qué puede hacer al respecto. Y también quizás sea de ayuda ventilar bien su hogar siempre.

DES Dietilestilbestrol es un droga que se administró unos años atrás a mujeres embarazadas para evitar la interrupción del embarazo. Las hijas mujeres cuyas madres tomaron esta droga (que se suponía era inocua), ahora se enfrentan a mayor riesgo de desarrollo de cáncer vaginal y cervical. Repito, si usted fue una de esas desafortunadas niñas, puede vencer sus probabilidades de llegar a desarrollar cáncer declarado poniendo en práctica el consejo que hallará aquí en lo que respecta a fumar, nutrición y otras medidas anticancerígenas.

Si está en el grupo de alto riesgo...

No se desanime Aun cuando su nivel de riesgo sea extremadamente elevado, puede de todos modos prevenir el cáncer. El desarrollo de cáncer declarado requiere de factores contribuyentes. Aun cuando algunos de sus factores de riesgo no sean prevenibles, los factores contribuyentes casi siempre lo son. Estos incluyen los factores de riesgo evitables que se enumeran en la sección anterior, como también la actitud sicológica, los niveles de estrés, ciertos virus y una cantidad de cosas más de las que se enterará en estas páginas.

7

ALCANCE
Y MANTENGA
SU
PESO IDEAL

Obesidad y riesgo de cáncer La *obesidad* puede definirse como «el estado de tener un exceso de grasa corporal». Algunos expertos la definen como «tener un peso que supera en veinte por ciento el peso medio según la altura». Otros expertos definen la obesidad como «superar en veinte por ciento el índice de masa corporal ideal», el cual se obtiene al dividir el peso en kilogramos por la estatura en centímetros al cuadrado. Los estudios han demostrado que estas personas obesas tienen un índice de mortalidad más elevado en muchas enfermedades, incluyendo el cáncer, y en general su tiempo de vida es más corto. El Instituto Nacional del Cáncer nos aconseja que mantengamos un peso deseable porque la obesidad es un factor de riesgo en ciertos tipos de cáncer.

Los estudios indican que las personas obesas tienen un riesgo más elevado de cáncer de colon, próstata, mama, útero, cérvix, vesícula y endometrio. El porqué la obesidad contribuye a estos cánceres no es claro; sin embargo, la obesidad está asociada con una dieta de elevado contenido graso, la cual a su vez se relaciona con algunos tipos de cáncer. Además, el exceso de grasa corporal puede causar un incremento en las hormonas sexuales, lo cual a su vez puede contribuir al cáncer de los órganos sexuales, incluyendo la próstata, las mamas, el útero y el endometrio.

Consejo dietético   Se ha demostrado que ingerir una dieta muy baja en grasas induce la pérdida de peso, aun sin contar calorías. Los estudios muestran que esto puede ocurrir cuando usted reduce su consumo de grasa a entre diez y veinte por ciento de las calorías. También, comer una dieta de granos y vegetales de alto contenido fibroso llenará rápidamente el estómago y provocará una sensación de plenitud y satisfacción que automáticamente impedirá comer en exceso. Además, como estos alimentos son voluminosos, deben masticarse bien, lo cual también causa una sensación de satisfacción y ayuda a poner freno a su apetito. Algunos estudios sugieren que una dieta de elevado contenido de hidratos de carbono complejos (almidones) tiende a aumentar levemente su metabolismo de modo que quema calorías un poco más rápidamente. Eso hace que le resulte un poco más fácil mantener bajo su peso. Por fortuna, las recomendaciones dadas aquí para evitar la obesidad también ayudan a prevenir el cáncer (según descubrirá cuando llegue al consejo sobre la nutrición que se da en este libro).

El beneficio del ejercicio   Finalmente, no olvide el valor del ejercicio. El ejercicio regular le ayuda a quemar calorías mientras corre y le ayuda a quemar con más rapidez las calorías incluso cuando descansa.

8

MODIFIQUE
SU DIETA...
¡AHORA!

La relación con la dieta   En 1984, la *American Cancer Society* [Sociedad Estadounidense del Cáncer] dio a conocer al público los primeros lineamentos dietéticos sancionados por el gobierno. Hoy en día, dicha sociedad y la mayoría de los demás expertos están de acuerdo en que existe una fuerte correlación entre la dieta y el cáncer.

Deje de comer la SAD   La *Standard American Diet* [Dieta Promedio Americana] tiene una sigla muy apropiada: SAD.[*1] En la actualidad, la Sociedad Estadounidense del Cáncer y el Instituto Nacional del Cáncer declaran que el treinta y cinco por ciento de todos los cánceres se relacionan con la dieta (y muchos investigadores confiables elevan esta cifra hasta alcanzar un setenta por ciento). La mayor parte de lo que ahora sabemos con respecto a la

1   *Nota de la Traductora: En inglés forma la palabra triste.

nutrición y al cáncer se basa en estudios epidemiológicos de diversos orígenes culturales en lugar de basarse en estudios clínicos rigurosamente controlados que serían la preferencia de muchos. Aun así, los estudios epidemiológicos han probado ser de sumo valor. Han preparado el escenario para los estudios más metódicos que ahora se realizan en centros de investigación en todo el mundo y empiezan a entrar datos concretos. Los estudios disponibles sugieren que lo que comemos constituye un factor muy importante que determinará si hemos de contraer cáncer o si nos salvaremos.

Coma cinco para un buen estado físico   El 1º de julio de 1992, el *National Institutes of Health* [Institutos Nacionales para la Salud] inició por primera vez el «Programa de cinco al día», con la intención de aumentar la conciencia pública de la importancia de comer más vegetales y frutas. El programa anima a las personas a comer por lo menos cinco, e incluso hasta nueve, porciones diarias de frutas frescas y vegetales. Va en aumento la evidencia de que contienen sustancias que podrían ayudar a prevenir el cáncer.

9

DEJE DE FUMAR

El asesino número dos Todos saben que el hábito de fumar causa cáncer de pulmón. Es más, los expertos dicen que podríamos deshacernos del treinta y cinco por ciento de los cánceres si todos dejasen de fumar. Desde hace años, han aparecido advertencias del Ministro de Salud de Estados Unidos en cada paquete de cigarrillos. Sin embargo, nuestro gobierno se niega a prohibir la venta de cigarrillos, aun cuando los impuestos provenientes de la venta de tabaco no compensan en absoluto los setenta billones gastados anualmente en el costo del cuidado de la salud que surge de enfermedades relacionadas con el hábito de fumar.

Sin duda alguna, el hábito de fumar es un asesino. Contribuye también a la enfermedad cardíaca, la cual le gana al cáncer, ubicándose como el asesino número uno de todos los estadounidenses. Ya que fumar contribuye tanto a la enfermedad cardíaca como al cáncer, ¡se estima que fumar contribuye a una de cada cinco del número total de muertes que ocurren en este país!

Pero como estamos centrando nuestra atención en el cáncer, observemos al causado directamente por el hábito de fumar. Todos sabemos que fumar causa cáncer de pulmón. También contribuye al cáncer de la cavidad oral: los labios, la lengua y la cavidad nasal. Contribuye al cáncer de laringe y faringe. (Los cánceres de cabeza y cuello se ubican entre los absolutamente peores de tratar debido a las horribles complicaciones asociadas con ellos.) Fumar también contribuye al cáncer de esófago y vejiga, y se ha implicado en el cáncer de páncreas, riñón y estómago.

¿Qué tiene de malo fumar? ¿Por qué el hábito de fumar constituye una de las principales causas de cáncer? Porque los cigarrillos están entre las sustancias más nocivas conocidas por el ser humano. Son el único producto estadounidense de envergadura permitido en el mercado abierto que es mortífero cuando se usa según las instrucciones. Un oficial de policía afligido de cáncer de pulmón subrayó este hecho en unos avisos contra el cáncer. Allí dijo que los cigarrillos en su bolsillo eran mucho más peligrosos que las balas en su pistola. Y tenía razón porque mueren más personas cada año por causa de cáncer de pulmón y de otros tipos de cáncer relacionados con el hábito de fumar que las que mueren por todas las armas de fuego de mano de este país. Fumar es la causa principal de muertes por cáncer en los hombres, y recientemente ha superado al cáncer de mama como causa principal de muertes por cáncer en las mujeres.

Cómo obra el asesino   Cuando el cigarrillo está encendido y el humo se inhala, adopta un carácter nuevo y muy peligroso. Se forman sustancias que son poderosos carcinógenos. Están presentes en cada bocanada de humo y se combinan con el alquitrán de modo que se adhiere a los pulmones cuando se inhala. Resulta sorprendente que no se origina aún más cáncer de pulmón por este medio. Y por supuesto, se adhiere a todo lo demás dentro de la boca y la garganta. Cuando un fumador tose, moviliza esta repugnante sustancia la cual se la puede tragar e incluso afectar al estómago. El cuerpo intenta quitarla del sistema filtrándola por los riñones, y entonces los riñones y la vejiga se afectan por este grupo de compuestos sumamente tóxicos. Hay estudios que han demostrado que los fumadores tienen una cantidad mucho mayor de mutágenos en su orina que los no fumadores. Los mutágenos son agentes que estimulan la mutación, lo cual puede producir cáncer. Allí mismo tiene una razón suficiente para dejar de fumar.

Humo secundario   Pero quizás todo eso no le importe. Si ese es el caso, considere esto: se sabe que fumar puede causar cáncer en quienes respiran el aire que contaminan los fumadores, lo cual se conoce como *humo secundario*. Sus amigos, su familia y sus hijos respiran este humo. De modo que combata el cáncer, ¡DEJE DE FUMAR Y HÁGALO AHORA MISMO!

10

EVITE
EL ALCOHOL

¿Bebida mortífera? Se estima que aproximadamente el tres por ciento de todos los casos de cáncer están relacionados con el consumo de alcohol y alrededor del dos por ciento de todas las muertes por cáncer en mujeres y cuatro por ciento de todas las muertes por cáncer en hombres se les atribuyen al alcohol. En un futuro cercano, es posible que haga falta un ajuste ascendente en esta proporción en el caso de las muertes por cáncer en las mujeres, ya que un estudio reciente de Harvard indica que el alcohol podría ser un factor de riesgo en el cáncer de mama.

Un cáncer que está claramente asociado con el alcohol es el principal del hígado (carcinoma hepatocelular), en contraposición al cáncer de hígado metastásico que se ha originado en otros sitios. Este cáncer evoluciona a una tasa muy elevada en el caso de alcohólicos que han desarrollado cirrosis del hígado.

Contacto directo El riesgo de cáncer también aumenta en los sitios que entran en contacto directo con el alcohol, tales como carcinomas de boca, faringe, esófago y laringe. Si usted fuma, multiplica su riesgo. Algunos expertos creen que hasta un setenta y cinco por ciento de todos estos casos de cáncer son atribuibles a la combinación de los hábitos de fumar y de beber.

¿Cuánto es lo que hace falta? En cuanto a la relación entre el alcohol y el cáncer de mama, el estudio de Harvard antes mencionado indicó que en el caso de las mujeres que beben entre tres y nueve tragos semanales el riesgo se incrementa un treinta por ciento y en el de las mujeres que consumen nueve o más bebidas a la semana el riesgo se incrementa un sesenta por ciento en relación a las que no beben.

También puede existir una relación con los cánceres de páncreas, tiroides, estómago, intestino grueso y recto, aunque hay menos certeza en lo que respecta a estos eslabones. Si desea protegerse del cáncer, reduzca el alcohol. O mejor aún, déjelo por completo.

11

HÁGASE CHEQUEOS MÉDICOS CON REGULARIDAD

Los controles acertados salvan vidas Robert Shintani tenía sólo treinta y ocho años y era padre de dos jóvenes muchachos cuando algunos problemas lo hicieron visitar a su doctor para hacerse un chequeo. Descubrió que tenía cáncer de colon. Se le hicieron las pruebas necesarias, luego la cirugía apropiada. Los cirujanos lograron remover el cáncer.

Y Robert Shintani no permitió que el cáncer lo detuviese. Siguió adelante hasta construir el negocio de cobertura de ventanas más próspero del estado de Hawaii; logró un matrimonio feliz y exitoso; crió y educó a dos hijos, uno de los cuales es autor de este libro. Robert Shintani murió a la edad de setenta y siete años (no de cáncer). Se convirtió en un claro ejemplo de las cosas buenas que pueden sucederle a los pacientes de cáncer si se hacen chequeos con regularidad. Gracias a un diagnóstico precoz, el cáncer fue tratable y Robert Shintani venció al cáncer en todo aspecto.

Supervivencia Sabemos algo respecto al cáncer con certeza absoluta: *cuanto más temprano se detecta, mayor es la oportunidad de cura.* Es más, si se descubren en las primeras etapas, la mayoría de los cánceres son curables. A menudo la cirugía simple y localizada remueve el pequeño tumor canceroso antes de que haya tenido oportunidad de extenderse.

El problema se presenta con el diagnóstico precoz. Incluso a los mejores médicos se les puede pasar por alto el diagnóstico de cáncer precoz, a pesar de sus mejores esfuerzos. En todo cáncer, existe un período prolongado de crecimiento silencioso del tumor, a veces durante muchos años, antes de que las células malignas produzcan una masa de tamaño suficiente para causar al individuo verdaderos problemas, o para que los médicos la puedan detectar. Señales y síntomas a menudo imitan otras enfermedades comunes. Pero por difíciles que resulten estos diagnósticos, algunos médicos logran una detección precoz, pudiendo así salvar vidas.

En última instancia, sin embargo, es usted el que está a cargo de su cuerpo. E incluso los destacados médicos que pueden detectar una enfermedad en sus etapas iniciales sólo lo hacen si su cuerpo está frente a ellos.

Visite a su médico Incluso los cánceres que no son curables, en casi todos los casos pueden tratarse: la vida puede prolongarse, a veces por varios años. *¡Pero únicamente si se diagnostica el cáncer!* No es posible que diga esto con la frecuencia suficiente: HÁGASE CHEQUEOS REGULARES CON UN MÉDICO COMPETENTE.

Pida directivas en este sentido al Gran Médico y Él le guiará a la persona indicada... y guiará a esa persona en el cuidado de usted. Aun cuando sea esto lo único que haga de todo lo demás recomendado en este libro, no deje de hacerlo. Tal vez le salve la vida.

12

CONOZCA
SUS DIRECTIVAS
DE DETECCIÓN
PRECOZ

La detección precoz es una forma de prevención
Espero haberlo convencido de visitar a su médico para hacerse chequeos de detección de cáncer. *Cuanto antes se detecte el cáncer, más factible será tratarlo y curarlo.* Es más, aparte de la prevención completa, la detección precoz de cáncer es el factor más importante para evitar muertes causadas por esta enfermedad.

Su médico dispone de un arsenal cada vez mayor de técnicas de detección de diversos tipos de cáncer. Su médico puede utilizar información tal como la historia familiar y los hábitos de nutrición para ayudar a determinar si usted pertenece o no a un grupo de alto riesgo para determinados tipos de cáncer. También existen pruebas específicas de detección de cáncer que pueden realizarse periódicamente para ayudar a detectar el cáncer tan pronto como sea posible.

Directivas para la detección En nuestros esfuerzos por luchar contra la epidemia de cáncer, todos debiéramos dar buen uso a estas pruebas de detección. Con ese fin, el Instituto Nacional del Cáncer ha estipulado las siguientes directivas generales de detección para los cánceres más comunes. Notará que algunas de ellas las puede llevar a cabo usted mismo.

Cáncer de piel Examine su piel con regularidad y con detenimiento, buscando cualquier cosa fuera de lo común que pueda ser cáncer. Asegúrese de que su doctor examine su piel como parte de su control regular.

Cáncer de mama Las mujeres debieran aprender cómo hacerse un examen de mamas y hacerlo mensualmente. Además, necesitan exámenes clínicos de mamas en forma periódica. El Instituto Nacional del Cáncer aconseja que después de los cuarenta, una mujer debe hacerse una mamografía de referencia (la mayoría de las comunidades las ofrecen en forma gratuita en ciertas épocas del año) y después de los cincuenta debiera hacerse una mamografía cada uno o dos años. Una mujer que tenga alto riesgo de cáncer de mamas debiera hacerse exámenes y mamografías con mayor frecuencia.

Cáncer uterino y cervical Las mujeres que tienen más de dieciocho años o que están sexualmente activas debieran hacerse un Papanicolau y examen pélvico anual para detectar estos tipos de cánceres.

Cáncer colorrectal Después de los cincuenta años, tanto hombres como mujeres debieran hacerse exámenes digitorrectales anualmente a fin de detectar cáncer colorrectal. También, después de los cincuenta, debieran hacerse cada año pruebas de detección de sangre fecal oculta y una sigmoidoscopía cada tres a cinco años.

Cáncer testicular Los hombres pueden aprender cómo hacerse exámenes mensuales ellos mismos. También, debieran hacerse pruebas clínicas de detección y exámenes físicos regulares como parte de controles generales.

Cáncer de próstata Todos los hombres mayores de cuarenta años debieran hacerse exámenes digitorrectales para detectar cáncer de próstata. Si se encuentra algo sospechoso, existen otras pruebas más específicas, tales como el antígeno prostático específico.

Cáncer de la cavidad oral Este examen de detección incluye un examen detenido del interior de la boca y de los nódulos linfáticos del cuello. Si usted es fumador, se encuentra en un grupo de riesgo más elevado y debiera examinarse con mayor frecuencia.

Pruebas propuestas Se han propuesto otros exámenes de detección.

Cáncer de ovario Una nueva prueba de sangre llamada CA-125 puede ser eficaz en la detección precoz del cáncer de ovario, aunque esta prueba aún recibe muchas críticas. Los exámenes pélvicos y ecografías también debieran ser más frecuentes si se está en un grupo de alto riesgo debido al estilo de vida, la dieta o la historia familiar.

Cáncer de pulmón Para los fumadores, se han recomendado radiografías anuales voluntarias de tórax junto con perfiles químicos del suero. (Pero recuerde, su mejor opción es dejar de fumar y reducir automáticamente su riesgo.)

13

NO LE
TEMA A
LOS ESTUDIOS
ESPECIALES

Estudios especiales   Si se encuentra en un grupo de alto riesgo, su doctor puede solicitar estudios específicos. No tema. Pregunte. Los días en que los pacientes aceptaban ciegamente los tratamientos y procedimientos son cosa del pasado. Algunos de los estudios más comunes que tal vez quiera hacerle su médico se enumeran a continuación.

Endoscopía   En esta victoria del diagnóstico, un telescopio en miniatura se inserta en diversas partes del cuerpo de modo que el médico pueda mirar directamente hacia dentro y ver literalmente lo que sucede. Una sigmoidoscopía y una colonoscopía son ejemplos.

Prueba citológica   El término se refiere al estudio de células que se extraen del cuerpo humano. El conocido Papanicolau es una forma de prueba citológica que ha salvado miles de vidas porque detecta precozmente los cánceres cervicales que por lo tanto son tratables.

Biopsia   La biopsia involucra cortar una pequeña porción de tumor o bien insertar una jeringa dentro del tumor para extraer una porción para análisis. Ambos son medios excelentes para detectar cáncer y para descubrir su tipo. Aunque la biopsia suele producir gran temor, la mayoría son casi indoloras y los resultados pueden dar una advertencia precoz salvando de esta manera su vida.

Estos son sólo unos pocos ejemplos. Su médico puede recomendar otros estudios especiales. Asegúrese de hacer preguntas acerca de cada aspecto, de modo que esté informado y se sienta cómodo en cuanto a lo que se va a hacer. Si no se siente satisfecho con respecto a alguna cosa, debiera considerar obtener una segunda opinión.

14

APRENDA A RECONOCER SUS SEÑALES DE ADVERTENCIA

Facilite las cosas Una forma de facilitarle a su médico la tarea de detección precoz es conocer las señales y síntomas de cáncer. La Sociedad Estadounidense del Cáncer ofrece las siguientes siete señales clave de advertencia:

- cambio en los hábitos intestinales o urinarios
- una lesión que no se cura
- sangramiento o flujo fuera de lo común
- engrosamiento o bulto en la mama o en otro lugar
- indigestión o dificultad para tragar
- cambio evidente en una verruga o lunar
- tos persistente o ronquera

La Sociedad Estadounidense del Cáncer también se preocupa por advertirle que muchas otras cosas pueden causarle estos síntomas, pero si el problema persiste más de dos semanas, es hora de ver a su doctor.

Preste atención a estos otros aspectos:

- fatiga crónica
- depresión prolongada
- pérdida repentina del apetito
- dolor inexplicable y crónico
- cualquier otra modificación fuera de lo común en su cuerpo que cause preocupación
- palidez prolongada
- hematomas inexplicables

Ocúpese Puede ayudar a prevenir y combatir el cáncer al estar atento a su cuerpo. Participe con su médico en la tarea de detección precoz. Comuníquele cualquier señal o síntoma sospechoso. No tema hacerlo, porque la mayoría de las veces son falsas alarmas que indican problemas que pueden controlarse con facilidad. Pero sí debe informar acerca de ellos *pronto* de modo que si es que indican cáncer, se pueda descubrir a tiempo de lograr una cura total.

15

APRENDA DE
LOS ERRORES
AJENOS

El crisol Estados Unidos se ha convertido en un crisol donde se mezclan culturas e inmigrantes. Y sea cual fuere su riesgo de contraer cáncer en su país de origen, casi todos estos inmigrantes poco a poco los atrapan las mismas incidencias elevadas de cáncer, y los mismos tipos de cáncer, que otros estadounidenses. Este curioso hecho llevó a los investigadores a estudiar correlaciones y de aquí desembocó nuestra primera información importante referente a la relación existente entre cáncer y nutrición.

Muerte por comidas rápidas y tabaco Los científicos siguen estudiando lo que le sucede a diversos grupos étnicos cuando emigran y adoptan la dieta promedio estadounidense de alto contenido graso y bajo contenido fibroso. Y como el mundo en general se va poblando de cadenas de comidas rápidas de origen estadounidense, los patrones de cáncer comienzan a parecerse a los de Estados Unidos. Pero las cadenas de comidas rápidas *quizás* sean inocentes suministradoras de mala salud, desconociendo los problemas que causan sus métodos de preparación de comidas (para otorgarles el beneficio de la duda, suponiendo que se han mantenido encerrados en sus salas de juntas sin contacto con los medios de comunicación durante los últimos veinte años).

Por otro lado, las compañías estadounidenses de tabaco debieran saber qué indica el pensamiento científico actual mientras comercializan su producto en el extranjero ante la ola de resistencia que crece aquí en Estados Unidos. Exportan un producto que puede desembocar en la muerte y a menudo lo hace.

Busquemos las causas Se ha obtenido mucha información vital mediante estudios epidemiológicos acerca de muchos tipos de cáncer, entre ellos el de mama. Este ha sido uno de los más estudiados, sobre todo porque hasta 1990 era la causa principal de muerte por cáncer entre mujeres (desde entonces lo ha superado el cáncer de pulmón). Desde tiempos tan remotos como 1940 y 1950, los investigadores comenzaron a observar una elevada correlación entre la tasa de cáncer de mama y la prosperidad de ciertos países. En Holanda, Inglaterra, Dinamarca, Canadá, Suiza, Nueva Zelandia y Estados Unidos, la tasa de mortalidad por cáncer de mama era entre cinco y siete veces más elevada que en los países en desarrollo, tales como Tailandia, El Salvador, Sri Lanka y Filipinas.

Otros cánceres muestran comparaciones similares. Desde hace unos veinte años, los investigadores han intentado explicar los diversos descubrimientos geográficos. Muchos de sus estudios se llevaron a cabo en Hawaii que cuenta con una población grande de inmigrantes que fluctúa constantemente. Los resultados de estos estudios han modificado la forma en que observamos el cáncer y, por primera vez, nos han aportado información importante y aplicable para ayudarnos a prevenir el cáncer.

Las víctimas caídas   En el largo y tedioso tiempo que le ha costado a los investigadores finalmente empezar a llegar a la raíz del problema, millones de personas han muerto de manera agonizante. No tenían idea siquiera del porqué sus cuerpos les traicionaban; los médicos no tenían pista siquiera respecto de cómo tratarlos. Pero ahora sí sabemos mucho más con respecto al cáncer. ¡La tragedia de hoy es que muy pocos estamos dando buen uso a esta información! Incluso las personas que declaran comer de manera más saludable, con frecuencia sólo se acomodan al problema en forma simbólica, por ejemplo, ¡reduciendo la ingestión de carcinógenos conocidos! Las tasas de cáncer siguen su vertiginoso avance y la gente sigue muriendo en forma agonizante.

Ahora sabemos que fumar, una mala dieta y numerosos otros factores pueden causar cáncer. ¿Por qué no podemos darle mejor uso a esta información obtenida con dificultad y detener parte del ochenta por ciento o más de las muertes por cáncer que pueden sin duda prevenirse?

16

PROTEJA A SUS HIJOS DEL CÁNCER

Detenga la epidemia... ahora   Muchos sufrimos de cáncer en la actualidad porque nuestros padres sin saberlo fallaron en protegernos del mismo. No es que podamos echarle la culpa a nuestros padres. Muchos de sus padres fracasaron en protegerlos a ellos.

Incluso una década atrás, la mayoría de las personas no tenían noción de cuáles factores contribuían al cáncer. La teoría de que la dieta y el estilo de vida eran los principales culpables produjo una conmoción en la comunidad médica durante años, así que, ¿cómo podían haberlo sabido nuestros padres o abuelos?

Déle a sus hijos una oportunidad   Pero ahora sí sabemos y comprendemos cómo darle a nuestros hijos la mejor oportunidad posible de vencer esta enfermedad. Es más, ¡nuestra generación podría ser la última que deba luchar contra el cáncer como epidemia! ¿No sería eso maravilloso?

Actúe   Muchos pasaremos o hemos pasado a nuestros hijos abundante predisposiciones genéticas al cáncer. Por mucho que lo lamentemos, nadie puede cambiar la herencia. Pero lo que sí puede hacer es proveer un ambiente que ayude a sus hijos a adoptar un estilo de vida que quizás prevenga el cáncer en lugar de alimentarlo, ya sea que fuere o no una fuerte predisposición genética a la enfermedad. He aquí algunas sugerencias:

Deje de fumar   Su hábito de fumar puede dar cáncer a sus hijos. También les da la impresión de que es bueno que fumen. Es posible que esté incentivando un hábito de por vida que resulta muy destructivo a sus hijos y a sus nietos.

No dé de comer a sus hijos alimentos que causan cáncer   Este libro ofrece sugerencias en cuanto a comer alimentos que previenen el cáncer y evitar los que lo promueven. Trate de incorporar esta información a las comidas de su familia, no sólo a lo que come usted. La mayoría de los cánceres tardan muchos años en desarrollarse y el momento para iniciar su prevención es durante la niñez. Algunos estudios sugieren que el cáncer de mama se inicia durante la infancia y que, para prevenirlo, la modificación de la dieta en la infancia puede resultar mucho más importante que en la adultez. Esta situación también puede ser cierta en el caso de otros cánceres hormonodependientes tales como el prostático, ovárico y uterino.

El quid para lograr que sus hijos coman bien es proveer alternativas sabrosas y saludables a la comida chatarra y a las comidas rápidas que comen hoy en día. Asegúrese de tener a mano meriendas preventivas, por ejemplo: frutas, rosetas de maíz sin aceite y galletitas saludables. Cereales integrales tales como granola de bajo contenido graso (y *preste atención* a ese contenido graso) resultan ser excelentes meriendas.

Reduzca la grasa   En cualquier caso, deje de alimentar a sus hijos con alimentos fritos, incluyendo las comidas rápidas. Muchos alimentos de bajo contenido graso aportarán a toda la familia un buen descanso de las comidas centradas en la carne. También son mucho mejores para el bolsillo, como lo son casi todas las comidas anticancerosas.

Ofrezca alternativas saludables   Déle a sus hijos alternativas saludables tales como comidas buenas, ambientes libres de alcohol y humo, y alternativas de ejercicio. Luego permítales decidir. Con los niños más pequeños, le tocará una tarea más sencilla. Pero todos los niños aprenderán por su ejemplo. ¡Lo mejor que puede hacer para evitar darles cáncer a sus hijos es modificar su estilo de vida y dieta, y hacerles saber el porqué!

Lleve un estilo de vida responsable en lo referente al medio   Aunque sólo una fracción de los cánceres (alrededor del dos por ciento) los causan pesticidas y otros agentes ambientales carcinogénicos en comparación con la dieta del treinta y cinco por ciento según estimaciones conservadoras), este problema está empeorando. Todo lo que haga para proteger su ambiente será de ayuda.

Si hace todas estas cosas, contribuirá al máximo para proteger a sus hijos del cáncer... y ayudará a detener esta terrible epidemia.

NUTRICIÓN

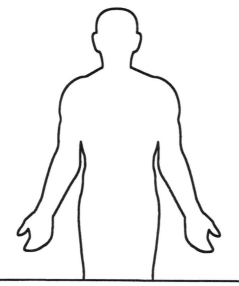

17

CONOZCA
SU
NUTRICIÓN

No cave su propia tumba   Como ya ha aprendido, la dieta es un serio problema en Estados Unidos. En este país (y en muchos otros), estamos literalmente cavando nuestras tumbas con nuestros cuchillos y tenedores.

A pesar de que el Instituto Nacional del Cáncer (INCA) y la Sociedad Estadounidense del Cáncer (SEC) atribuyen hasta un treinta y cinco por ciento de todos los casos de cáncer a la nutrición deficiente, muchos especialistas ahora creen que el porcentaje pudiera ser mucho más elevado. Nuevos informes sobre la relación entre el cáncer y la nutrición se están publicando cada día en medios tan prestigiosos como *New England Journal of Medicine* [Revista de medicina de Nueva Inglaterra], *Lancet*, la *Journal of the American Medical Association* [Revista de medicina de la Asociación Médica Estadounidense], la *American Journal of Clinical Nutrition* [Revista estadounidense de nutrición clínica] y *Cancer and Nutrition* [Cáncer y nutrición].

En 1991, John Weisburger escribió en la *Revista estadounidense de nutrición clínica*:

Los principales cánceres humanos están asociados con complejos factores causales, realzantes e inhibidores relacionados con el estilo de vida. El hábito de fumar o mascar tabaco expone a los humanos a carcinógenos genotóxicos y a sustancias promotoras. Del mismo modo, las tradiciones dietéticas occidentales involucran ciertos carcinógenos y promotores, mientras que las tradiciones orientales implican a otros carcinógenos y promotores. Lo importante es que virtualmente en toda situación el consumo regular de frutas y vegetales disminuye de manera significativa el riesgo de cáncer.

Reducción del riesgo   El INC ha iniciado pruebas clínicas a gran escala para que comprendamos mejor la relación entre el cáncer y la nutrición. Pero como ya ha aprendido, la nutrición es un rubro sumamente difícil de estudiar. Aún no existe una manera confiable de determinar con precisión qué cantidades y de cuáles alimentos comen las personas excepto que se mantengan en un laboratorio o en otro ambiente controlado por largos períodos... lo cual resulta prohibitivamente caro y a veces tampoco es ético. Además, incluso en circunstancias tan controladas, resulta también difícil si no imposible determinar cuáles factores dietéticos previos y predilecciones genéticas trajeron al ambiente consigo. Los estudios del Instituto Nacional del Cáncer, como todos los demás estudios iniciados recientemente, son complejos y pasarán años antes de que logren mostrar resultados.

Pero, ¿por qué esperar los resultados de los experimentos? Ya se sabe que las recomendaciones hechas son saludables en otros aspectos. Por tanto, ¿por qué no empezar hoy a comer bien?

18

REDUZCA LA GRASA

Una fuerte conexión   De acuerdo con *Diet, Nutrition, and Cancer Prevention* [Dieta, nutrición y prevención del cáncer] publicado en 1984 por el Departamento de Salud y Servicios Humanos de Estados Unidos:

> Va en aumento la evidencia de que comer demasiada grasa (tanto saturada como no saturada) puede incrementar sus posibilidades de contraer cánceres de colon, mamas, próstata y endometrio. Reducir la grasa de su dieta quizás reduzca su riesgo de enfermar de cáncer. También puede ayudarle a controlar su peso (la obesidad es otro factor de riesgo del cáncer) y puede reducir su riesgo de sufrir ataques cardíacos y apoplejías.

La grasa alimenta tumores   Numerosos estudios (algunos que datan de la década de 1940) muestran que cuando se alimenta a ratas con una dieta de excesivo contenido graso, a menudo contraen cáncer y los que ya tienen tumores cancerosos con frecuencia demuestran un crecimiento tumoral de correlación directa con la cantidad de grasa ingerida en la dieta. La división de Prevención y Control del Cáncer, del Instituto Nacional del Cáncer, ha aprobado un estudio largamente aguardado con el fin de determinar el efecto de la grasa en la dieta sobre los cánceres de mama y colorrectales y la enfermedad cardíaca. Repito, pasarán años antes de que se conozcan las conclusiones definitivas.

Mientras tanto, una de las mejores formas de luchar contra el cáncer es *reducir, en gran manera, la grasa en la dieta.* El problema es, ¿cómo saber cuáles comidas verdaderamente contienen poca grasa y cuáles simplemente tienen rótulos engañosos?

La solución es usar un poco de simple matemática. Con la fórmula para descubrir la grasa, nunca más le engañarán con un rótulo alimentario. Pase a la página siguiente para averiguar qué hacer.

19

APRENDA LA FÓRMULA REVELADORA DE GRASA

¿Sabía usted? Los ejemplos que se dan a continuación ponen en evidencia que no siempre puede creer lo que lee en las etiquetas de alimentos.

- La mayonesa sin grasa contiene en realidad más de 37% de grasa.
- El 91% de las hamburguesas sin grasa se compone de un 49% de grasa por calorías.
- Los perros calientes se componen de un 83% de grasa. (Debieran llamarse perros gordos.)

La verdad sobre las etiquetas de los alimentos
Es esencial que aprenda a identificar las grasas en su dieta si ha de reducir su riesgo de enfermarse de cáncer y de otras enfermedades degenerativas. Pero, ¿cómo ha de hacerlo si la información sobre grasa en las etiquetas de los alimentos contiene algunas de las mentiras más grandes de la comercialización moderna?

Demasiado a menudo, las grasas en los alimentos se esconden o se disfrazan con habilidad en las etiquetas de los alimentos... con toda intención. Por ejemplo, la leche desnatada al 2% contiene 2% de grasa según el peso, no las calorías. Según las calorías (la medida que debiera usted aplicar), se trata en realidad de aproximadamente 35% de grasa. La leche entera sólo contiene un 3,3% de grasa por peso, pero contiene un 55% de grasa por calorías. De acuerdo con investigaciones recientes, la dieta anticancerosa, antienfermedad cardíaca ideal contiene aproximadamente entre 10% y 15% de grasa. Pero resultará imposible que alcance este ideal sin saber cuánta grasa hay en la comida que compra, prepara y come.

Conviértase en un detective «Grasa» ¿Cómo llega a convertirse en detective «Grasa» para descubrir todas las prácticas atroces llevadas a cabo en la publicidad y etiquetación que pudieran minar su salud? Aquí es donde entra en juego la Fórmula Reveladora de Grasa (FRG). Esta fórmula se parece a la lupa de Sherlock Holmes. Le ofrece una manera de pasar por alto el contenido nutritivo aparente de cualquier producto dado y ver el «corazón» de las cosas. Dicho de otro modo, la FRG es un cálculo que le permite determinar el porcentaje de grasa en su comida.

Defiéndase con la FRG Aquí está la fórmula. Tome los gramos de grasa (por lo general están en la etiqueta del alimento) y multiplíquelos por 9 (el número de calorías de grasa por gramo), luego divida el resultado por la cantidad total de calorías en el alimento. El resultado que obtenga le dará la proporción de grasa en cifra decimal. Para convertirla en porcentaje, simplemente multiplíquela por 100.

Un buen ejemplo puede encontrarse en los perros calientes, que se supone contienen menos del 30% de grasa según el peso del producto y no según las calorías. En realidad, cuando el perro caliente se compone de 30% de grasa según el peso, ¡resulta en realidad que contiene 83% de grasa según las calorías! Y lo que importa es el porcentaje de grasa por calorías, también es el valor al que hacen referencia los médicos cuando le dicen que reduzca su consumo de grasa a 35% o 20% o incluso 10%. Aun los perros calientes de pollo (que a menudo dicen contener menos del 20% de grasa) no son mucho mejores. Al aplicar la FRG, se dará cuenta de que los perros calientes de pollo se componen de aproximadamente 73% de grasa.

Se sorprenderá ante la cantidad de grasa contenida en los alimentos denominados sin grasa. Recientemente vi un aviso de una mayonesa sin grasa ni colesterol. En letras pequeñas se señala que contiene menos de un gramo de grasa por porción. Con astucia, redondean a cero el contenido por gramo de grasa. Pero una porción es tan pequeña, una cucharada, que contiene sólo doce calorías, lo cual significa que el contenido graso es relativamente grande. Si aplicamos la FRG, vemos que 0,5 g por 9 calorías equivale a 4,5 calorías y que 4,5 dividido por 12 equivale a 37,5%. ¡Esta mayonesa sin grasa contiene en realidad un 37,5%!

Esfuércese por frenar las etiquetas engañosas de alimentos   Ahora es evidente que demasiada grasa en la dieta produce severas consecuencias a la salud pública estadounidense y hace rato que debieran haberse detenido estas prácticas fraudulentas. Por el momento, debe encargarse usted mismo de la detección de la grasa contenida en su comida. Afortunadamente, la FRG le permite calcular el engaño y arribar a la verdad.

20

USE LA FÓRMULA REVELADORA DE GRASA EN EL SUPERMERCADO

Los trucos del oficio   Demos un recorrido rápido por los pasillos de un importante supermercado y miremos detenidamente algunos productos.

Salsa tártara   su porción se compone de una cucharada, la cual contiene 5 g de grasa y 50 calorías. Utilizando la Fórmula Reveladora de Grasa, 5 g de grasa por 9 equivale a 45. Divida eso por 50 y le da 0,9... ¡lo cual significa que este producto contiene un 90% de grasa! Si trata de comer la dieta anticancerosa recomendada de bajo contenido graso, manténgase alejado de esta.

Patatas fritas   Las patatas enteras contienen un 1% de grasa por calorías. Veamos lo que sucede cuando las patatas se fríen. Una porción (alrededor de diez patatas fritas) contiene aproximadamente 7 g de grasa y 105 calorías. Multiplique 7 g por 9 y le da 63. Divida eso por 105 y obtiene 0,6 lo cual significa que las patatas fritas contienen un 60% de grasa. Mejor quédese con la patata entera.

Galletitas de queso (cuadraditos de 2,5 cm de ancho, diez por porción) contienen 3 g de grasa y 50 calorías. Multiplique 3 g de grasa por 9 y le da 27. Divida eso por 50 y le da 0,54. Multiplique eso por 100 y se encuentra con galletitas que se componen de 54% de grasa.

En síntesis De modo que no se fíe de las etiquetas de los alimentos. Preste atención a las calorías, la grasa por calorías, el contenido graso en general y el contenido real de colesterol. En síntesis, al escoger alimentos, lea las etiquetas y aplique la Fórmula Reveladora de Grasa. Si se trata de vegetales y frutas frescas que no requieren etiquetas, son mejores porque estos productos, con unas pocas excepciones como el aguacate, las aceitunas y los cocos, son casi siempre de bajo contenido graso.

21

REDUZCA EL CONSUMO DE CARNES ROJAS

Carne roja y el cáncer de colon La edición del 12 de diciembre de 1990 del *New England Journal of Medicine (NEJM)* [Revista de medicina de Nueva Inglaterra] publicó un estudio que mostraba que las mujeres que comen carne vacuna, cordero o puerco diariamente pueden tener un riesgo 2,5 veces mayor de contraer cáncer de colon que las que comen poco o nada de carnes rojas. Ya que el cáncer de colon es la tercera causa importante de muerte por cáncer (después del de pulmón y de mama), este hallazgo puede ser una importante confirmación de lo que muchos nutricionistas han creído durante bastante tiempo.

Aproximadamente 110,000 casos nuevos de cáncer de colon se diagnosticarán este año. Unas 60,000 personas morirán por esta causa. El estudio de la *NEJM* confirmó que muchas de estas muertes podrían prevenirse porque una de las razones clave de esta tragedia es una dieta de elevado contenido graso, centrada en carne. Lo que puede provocar la dieta, quizás puede prevenir la dieta.

El cabildeo estadounidense por la carne

Naturalmente, los voceros de la industria estadounidense de la carne se han levantado en armas, argumentando que la carne es esencial a la nutrición humana. Y sospecho que el concepto tampoco debe caerle demasiado bien a muchas otras personas, sobre todo en el caso de los que creemos que es una costumbre inherentemente estadounidense la de comer buena carne roja. Pero en los últimos veinte o treinta años, hormonas, antibióticos y otras sustancias químicas se han usado extensivamente por la industria de la carne con el fin de «tratar» la carne que producen. Cuando comemos carne, no podemos evitar los residuos de todas estas sustancias antinaturales. El estudio del *NEJM* muestra que la grasa de la dieta *no es* la única sustancia carcinógena en las carnes rojas. (Tampoco es la única en otros alimentos.)

La carne roja y otros cánceres   Al parecer, la relación con la carne roja no se acaba con el cáncer de colon. Las carnes rojas y sus grasas también están fuertemente ligadas a la incidencia del cáncer mamario, uterino y prostático, y crece la evidencia de que la lista incluye aun más tipos de cáncer.

Takeshi Hirayama del Instituto Nacional de Investigación del Cáncer, en Tokio, ha monitoreado 122,000 personas durante décadas. Su conclusión es que «los que consumen carne diariamente se enfrentan a un riesgo casi cuatro veces mayor de adquirir cáncer de mama que los que comen poca o ninguna carne». Un número cada vez mayor de otros investigadores concuerda con esto. Así que preste atención a su consumo de carne roja. Tal vez le ayude a salvar su vida.

22

REDUZCA
EL CONSUMO
DE AVES

Aves   Uno de los alimentos preferidos en Estados Unidos es el pollo frito. Ya hemos hablado acerca de lo que pueden hacer las grasas al cuerpo humano. Ahora hablemos acerca del pollo.

El ave moderna   Actualmente, la mayoría de la literatura contra el cáncer aconseja a la gente consumir pollo o pescado en lugar de carnes rojas. ¿Hasta qué punto es bueno este consejo?

Aunque es cierto que el pollo y el pescado contienen menos grasa que la carne roja, las aves también contienen bastante grasa... aun sin freírse. El pavo es un poco mejor que el pollo, pero no mucho. Otras aves... ¿patos y codornices?, contienen aún más grasa que el pollo. Sea cual fuere el tipo de ave que coma, ingerirá más grasa de la que necesita. (Sí, ayuda quitarle la piel, pero haga esto *antes* de cocinar, pues de otro modo la grasa queda impregnada en el ave.)

Pero las aves modernas tienen problemas aun mayores. Los más serios se tratan aquí. Las aves, al igual que las vacas, los cerdos y las ovejas, se componen de proteína animal. Muchos expertos creen que existe una correlación entre el consumo de proteína animal y muchos cánceres sólidos. Además de esto, la *salmonelosis* se ha convertido en un serio problema. Esto ocurre en parte debido a una nueva resistencia a los antibióticos causado por su uso excesivo que tiene como objetivo contrarrestar las condiciones poco sanitarias y poco salubres en las que se crían algunos pollos y otras aves. Las aves también pueden dosificarse con químicos tóxicos (a través de la alimentación, sobre todo debido a pesticidas y herbicidas) y hormonas artificiales. Estas sustancias se asocian con aumentos en el riesgo de contraer cáncer. La próxima vez que desee comer pollo frito, tenga en cuenta todo esto y considere reducir el consumo de aves.

23

REDUZCA EL CONSUMO DE PESCADO

Pescado   Los expertos actuales nos dicen que comer pescado es una buena medida, en especial el pescado graso de aguas frías, porque tienen un elevado contenido de ácidos grasos Omega-3 que se piensa disminuye el riesgo de sufrir de enfermedad cardíaca y también de inflamación causada por enfermedades autoinmunes. Sin embargo, existe una posibilidad de que cuando coma el pescado, también esté ingiriendo más de lo que usted se imaginaba.

BPC   La edición de abril de 1992 de *Archives of Environmental Health* [Archivos de salud ambiental] publicó un estudio encabezado por el Dr. Frank Falck. Sugería que los pesticidas BPC (bifenilo policrorado) causan cáncer de mama. La evidencia era lo suficientemente fuerte como para alentar al Instituto Nacional del Cáncer a iniciar estudios a gran escala, a partir de 1994. El estudio publicado, realizado en el hospital Hartford de Connecticut, halló que el tejido adiposo de la mama de las mujeres que padecían cáncer de mama contenía más del doble de BPC y DDE (diclorodifeniletileno, otro pesticida) que el tejido comparable de mamas no cancerosas.

El agua de Estados Unidos está muy contaminada de pesticidas. Como los peces respiran el agua en que nadan, son especialmente vulnerables a los contaminantes del agua. Como los peces más grandes se comen a los más pequeños, al comer a los más grandes el nivel de toxicidad puede ser bastante elevado. Los científicos también han descubierto información que sugiere que los BPC pueden ser promotores de tumores cancerosos tales como el melanoma maligno.

Y aunque a menudo se nos asegura que los niveles de BPC casi siempre están por debajo del nivel de tolerancia establecido por el gobierno, aun así, el tejido de mama canceroso estudiado por el grupo del Dr. Falck descubrió niveles de BPC aproximadamente mil veces mayor que los lineamentos de seguridad de la *Food and Drug Administration* [Administración de alimentos y drogas]. Le aporta algo para considerar, ¿verdad?

¿Es necesario que abandone todo?   A esta altura, debe estar pensando que deberá dejar de comer por completo. De ninguna manera. Aun hay alimentos deliciosos de sobra que no sólo puede sino debe comer. Pero para detener esta epidemia de cáncer (como también la enfermedad cardíaca, la diabetes y todas las otras degenerativas relacionadas con la dieta que plagan este país), será necesario que todos efectuemos unas serias modificaciones en nuestros hábitos alimentarios. Por ejemplo, diversos estudios demuestran que los vegetarianos tienden a vivir más tiempo y tener menores tasas de enfermedad cardíaca y de la mayoría de las formas principales de cáncer.

Carne, aves y pescado como condimentos
Si le es imperioso comer pescado, empiece a utilizarlo

como complemento de su comida en lugar de que sea el plato principal. Este enfoque también puede dar resultado con la carne roja y las aves. Los asiáticos, durante siglos, han sido particularmente astutos en lo que respecta a esta técnica (o lo fueron hasta que empezaron a adoptar la dieta estadounidense promedio). Muchos de sus platos tradicionales se centran en vegetales, simplemente los sazonan con pequeñas cantidades de carne y son deliciosos. No sólo se trata de una forma de alimentación más saludable, jamás creerá cuánto puede ahorrar en sus gastos alimentarios hasta ponerla en práctica.

24

INFÓRMESE ACERCA DE SUS PRODUCTOS LÁCTEOS

La conexión con la proteína   La gente creía antaño que los alimentos lácteos eran esenciales para la salud humana porque contenían gran cantidad de proteína y calcio. La idea de la importancia de la proteína, aun con base científica, se exageró muy pronto, pues se convirtió en el fundamento de una treta publicitaria elaborada por las industrias lácteas y de la carne. Pero ahora sabemos que las fuentes animales tal vez contengan un nivel de proteínas *más* elevado de lo que es bueno para el ser humano. Las dietas de elevado contenido proteínico bloquean la reabsorción de calcio en nuestros riñones provocando la eliminación por nuestra orina. Además, las dietas de elevado contenido de proteína animal están asociadas con ciertos tipos de cáncer. Por lo tanto, no es aconsejable comer demasiada proteína.

¿Comida perfecta?   Los alimentos lácteos también tienen un elevado contenido de grasa y colesterol. Además de estos factores (las cuales aumentan el riesgo de padecer de muchos tipos de cáncer así como de enfermedad cardíaca), los alimentos lácteos quizás sean la mayor causa de alergia en niños y adultos, aunque rara vez se detecta. Recientemente, un estudio realizado en Noruega descubrió una estrecha correlación entre el consumo de alimentos lácteos en diversos países y la incidencia de diabetes juvenil. Además, la Asociación Estadounidense de Pediatría ahora recomienda que no se utilice la leche entera de vaca para niños menores de nueve meses porque puede causar anemia.

Lactosa   Otro problema con los alimentos lácteos es que contienen lactosa. La lactosa es un tipo de azúcar que se encuentra en la leche. De niños la digerimos fácilmente, pero al llegar a la adultez, la mayoría perdemos la capacidad de digerirla. Esto sugiere que los seres humanos adultos no fueron creados originalmente para comer alimentos lácteos.

La relación con el calcio   Desde hace mucho tiempo, el calcio se considera el motivo principal para recomendar los productos lácteos como «alimentos» esenciales. La razón de este énfasis es la preocupación por la osteoporosis, una enfermedad que provoca que los huesos se fracturen con facilidad y que las espaldas se encorven con la edad. Sin duda, la carencia de calcio en la dieta contribuye a la osteoporosis, pero es importante reconocer que muchos factores contribuyen a esta enfermedad, tales como falta de ejercicio, ingestión excesiva de proteína, desequilibrio de estrógeno, falta de vitamina D, fumar y otros factores relacionados con el estilo de vida.

Además, es importante reconocer que existen excelentes fuentes de calcio aparte de la leche que no contienen colesterol, son de bajo contenido graso, no tiene proteína en exceso y contienen más calcio por caloría. Los vegetales de hoja de color oscuro son un buen ejemplo. Aunque una taza de leche tiene 244 mg de calcio, tiene 150 calorías.

Compare eso con una ramita de brécol, que contiene 205 mg de calcio con 50 calorías, 100 g de col china, que tiene 136 mg de calcio con sólo 26 calorías y una taza de hojas de nabo, que contiene 197 mg de calcio con sólo 30 calorías. Otro tipo de vegetal de hoja que es una excelente fuente de calcio son las algas marinas. Una taza de quelpo contiene 317 mg de calcio con sólo 60 calorías. Hay muchos tipos de algas que se pueden preparar deliciosamente, tal como en los platos japoneses.

Pobre John La próxima vez que pase frente a una heladería Baskin-Robbins o se detenga en ella, considere al pobre John. Es el autoexiliado hijo del lado Robbins de la ecuación y se alejó de su fortuna familiar porque no le agradaba la fuente de donde provenía el dinero. Ha escrito *Diet for a New America* [Dieta para un Estados Unidos nuevo] y lo que él tiene para decir con respecto a los alimentos lácteos posiblemente le produzca pesadillas.

Declara que la cantidad de sustancias tóxicas usadas hoy en día en la cría de ganado lechero ha crecido desde un goteo hasta llegar a ser un torrente. Cita los efectos de las hormonas de crecimiento y otras técnicas modernas de cría de animales sobre los alimentos lácteos. El ganado se mantiene en condiciones tan poco salubres que la enfermedad se convierte en epidemia. Los inyectan con antibióticos, drogas, dosificados con hormonas de crecimiento y sedados para el ordeñe.

Volvamos a lo básico Quizás los alimentos lácteos según los creó Dios no eran tan nocivos para nosotros, aunque existe gran debate con respecto a cuánto se suponía que consumiéramos de eso siquiera. Pero los alimentos lácteos según se han *rediseñado* por los seres humanos son una mezcla de la que bien podríamos prescindir. En especial si deseamos hacer todo lo posible por combatir el cáncer... ¡y ganar!

25

ABANDONE EL
AZÚCAR REFINO

Conozca sus hidratos de carbono   Los hidratos de carbono se presentan en diversas formas. Los simples se conocen también como azúcares. Los complejos son más conocidos como almidones.

A algunas personas les preocupa comer almidones debido al antiguo mito que dice que estos le provocan un rápido aumento de peso. Pero analizando caloría por caloría, las calorías de almidones engordan menos que las de grasa o aceite. Estudios bioquímicos muestran que para que el almidón se convierta en grasa corporal, se queman alrededor del 25% de las calorías del almidón en el proceso de conversión. Sólo 77% de las calorías aparecen en su cintura o caderas. Las grasas o aceites sólo queman 3% de sus calorías al procesar los ácidos grasos que necesita su cuerpo directamente para nutrición. Eso le deja 97% de las calorías disponibles para convertirlas en «flotadores» de grasa.

Es más, un componente de los almidones que puede ayudar a las personas a perder peso es la fibra dietética.

La fibra dietética es la parte no digerible de las comidas. Es posible que ayude a prevenir ciertos tipos de cáncer. Pero asegúrese de comer sus almidones sin refinar de modo que sean de alto contenido fibroso. Por ejemplo: coma arroz integral en lugar de arroz blanco, pan integral en lugar de pan blanco. La ingestión de alimentos integrales tales como vegetales o granos enteros provee suficiente fibra dietética para que tenga una sensación de plenitud y se encuentre en realidad perdiendo peso además de ponerse más saludable y hacer todo lo posible para prevenir el cáncer. La fibra dietética también demora la absorción de calorías de modo que se sienta satisfecho durante un tiempo más prolongado.

Basta de dulces Aunque no existe una relación directa entre azúcar blanca, otros azúcares y el cáncer, hay una abundante evidencia de que el azúcar refino es casi siempre malo para su salud en general. Tal vez lo peor del azúcar refino es que representa una fuente de calorías vacías. Es decir, no contiene nutrientes ni fibra anticancerosa y lo peligroso es que reemplaza comidas que sí los contienen. Los alimentos de los cuales hay que mantenerse alejado incluyen azúcar blanca, azúcar moreno, las barras de dulce y todos los demás productos azucarados (¡cuídese de esos cereales!). Estos alimentos desvitalizados no proveen otra cosa que calorías.

Sustitutos Pero no es necesario que eche a un lado todo lo dulce por el simple hecho de abandonar el azúcar refino. Frutas frescas o desecadas rápidamente le calmarán el antojo de algo dulce. ¡Se acostumbrará al sabor de estos alimentos integrales sustitutos y pronto verá que está comiendo mejor que nunca!

26

CONOZCA SUS RADICALES LIBRES

Radicales libres Desde décadas atrás sabemos que no existe una causa *única* del cáncer. Más bien el cáncer se produce debido a un número de variables que interactúan para armar el escenario de manera que se dé en su cuerpo el crecimiento descontrolado de células mutantes. En el proceso de esta rebelión celular se destaca en forma preponderante entre el enjambre enemigo de provocadores y promotores de cáncer ciertas sustancias causantes de cáncer conocidas como radicales libres. Estos pequeños insurgentes son el producto secundario de una actividad metabólica normal y el tamaño de su fuerza invasora depende casi por completo de usted porque algunos de los tipos más letales pueden entrar nadando tranquilamente como parte de lo que come... o *no* come.

ADN El código microscópico de nuestra existencia misma está guardado en el ADN de cada célula de nuestros cuerpos. El ADN dicta qué tipo de célula será cada una, determina cuándo crecerá la célula y cuándo dejará de crecer. Estas unidades básicas de materia están también compuestas de átomos, los cuales están constituidos de protones y electrones que giran en torno a un centro o núcleo. Los radicales libres son átomos que contienen un electrón extra impar que puede girar libremente y colisionar con otras moléculas, dañando así la membrana celular y estorbando el ADN. Este daño puede ser el primer paso hacia el cáncer, la enfermedad cardíaca, problemas inflamatorios y quizás más de cincuenta otras enfermedades y problemas físicos.

Oxidación   Muchos factores, tanto internos como externos, pueden causar los radicales libres. Se forman por un proceso conocido como oxidación. El óxido de su automóvil y la decoloración y descomposición de su comida resultan de la oxidación, es decir, las moléculas de oxígeno que reaccionan con las moléculas de la sustancia dada. El proceso de oxidación en realidad libera energía en forma de radicales de oxígeno altamente peligrosos y volátiles (radicales libres). Los radicales libres también pueden causarlos la luz ultravioleta (lo cual explica tal vez el aumento en la incidencia del cáncer de piel) y por otras formas de radiación. Y mientras que las defensas naturales del cuerpo generalmente pueden bloquear y dominar cualquier ataque de radicales libres, estos avanzan sin control si el sistema de defensa del cuerpo no funciona.

Depredadores de radicales libres   Aquí entran los Muchachos Buenos. Los depredadores de radicales libres también se conocen como antioxidantes y son cruciales en la prevención del cáncer. Interceptan a los radicales libres, se enlazan al electrón impar y lo neutralizan de modo que no pueda dañar su ADN.

¿Dónde podemos encontrar a estos Muchachos Buenos? En muchas vitaminas, minerales y otros micronutrientes.

Por lo tanto, muchos de los nutrientes anticancerígenos se conocen con el nombre de antioxidantes. En las filas de este ejército de gorra blanca se encuentran las vitaminas A, C y E; los minerales selenio y cinc; y otros nutrientes, algunos conocidos, otros que aún no se han descubierto.

27

CONOZCA SUS VITAMINAS ANTICANCEROSAS

Lo que pueden hacer las vitaminas Cada día hay más evidencia de que las vitaminas pueden protegernos de ciertos tipos de cáncer. Pero aún existe controversia en esta investigación. De las trece sustancias orgánicas que los científicos identifican y rotulan como vitaminas, sólo unas pocas se han examinado siquiera en lo que respecta a su potencial en la guerra contra el cáncer.

Crece la evidencia para la prevención A pesar de todo, *sí* existe evidencia difícil de obviar en cuanto a eslabones causales entre la buena nutrición y la *prevención* del cáncer, y parece que el sistema inmunológico juega un rol preponderante en la batalla contra el cáncer. La mayoría de los peritos no tienen dificultad alguna en admitir que las vitaminas y minerales y otros micronutrientes definitivamente juegan un papel clave en mantener al sistema inmunulógico en estado de guerra.

Muchas personas excelentes realizan trabajos muy buenos y dan evidencia de que ciertas vitaminas pueden ser críticas en la prevención de muchos tipos de cáncer. En los próximos capítulos se enterará de algunos de estos trabajos. La decisión de seguir o no el consejo depende de usted y de su médico.

Cómo obtener sus vitaminas   ¿Debiera obtener sus vitaminas mediante las comidas naturales o en forma de suplemento? Francamente, las comidas integrales siempre son armas mucho más eficaces contra todas las enfermedades que las partes derivadas, incluidas las vitaminas. Es más, la mayoría de los estudios que correlacionan a las vitaminas con una reducción en el riesgo de contraer cáncer se efectúan con alimentos integrales en lugar de hacerlo con tabletas vitamínicas. Así que lo ideal es que las vitaminas, siempre que sea posible, deben consumirse en su estado natural, lo cual significa que formen parte de alimentos integrales. Asimismo, nuestros alimentos tendrán el grado suficiente de pureza y frescura para darnos toda la nutrición que necesitemos siempre que comamos como es debido.

28

CONOZCA SU BETACAROTENO

Una curiosa correlación   Como hemos visto, fumar causa cáncer: aproximadamente el treinta por ciento de todos los cánceres en Estados Unidos. Y sin embargo, algunas personas al parecer pueden fumar y no enfermar de cáncer pulmonar, mientras que otras casi tienen la seguridad de contraerlo. Lo cual presenta una pregunta que ha intrigado a los científicos durante años: ¿Por qué algunas personas contraen ciertos tipos de cáncer, mientras que otras que han llevado estilos de vida casi idénticos no lo contraen?

Repito, las respuestas preliminares al enigma surgen de estudios epidemiológicos o étnicos. En Hawaii, por ejemplo, la población nativa tiene la tasa más elevada de cáncer de pulmón, seguida por los caucásicos. Los hombres japoneses, chinos y filipinos que fuman en la misma cantidad cuentan con muchísimos menos casos de cáncer. ¿Qué marca la diferencia?

Protección de cáncer La suposición más plausible de los investigadores hasta ahora es que no son los genes los encargados de proteger a ciertos grupos étnicos y a otros no, sino los nutrientes contenidos en sus dietas. Al parecer, los fumadores que comen una gran cantidad de alimentos de elevado contenido de betacaroteno tienen menor riesgo de contraer cáncer que los fumadores que no comen dichos alimentos. Si les dieran de comer a los otros las mismas cantidades de dichos alimentos saludables, sería muy factible que obtuviesen estadísticas similares de baja tasa de cáncer. Y por supuesto, la gente que no fuma en absoluto tiene un riesgo aun menor de contraer cáncer de pulmón. Existe también evidencia de que el betacaroteno ayuda a prevenir muchas otras formas de cáncer.

Dónde se obtiene Los alimentos de alto contenido de betacaroteno incluyen a las zanahorias, los mangos, las papayas, los melones, las calabazas, las naranjas, el brécol, el espárrago y otras frutas y vegetales de color verde oscuro, rojo y amarillo. El consumo recomendado varía de persona a persona, pero no podrá equivocarse si lo come en su estado natural y opta diariamente por varios vegetales y frutas de elevado contenido de betacaroteno. Y recuerde, al igual que con todos los alimentos, es mejor obtener su nutrición de su estado natural siempre que sea posible.

El betacaroteno es un nutriente poderoso. Es más, se están llevando a cabo pruebas clínicas a fin de determinar su eficacia en el posible tratamiento de cáncer. No es necesario que espere conocer los resultados de las pruebas. Empiece a comer bien *hoy*.

29

CUÍDESE
DE B₁₅
Y B₁₇

Vitamina B₁₅   He aquí una breve nota marginal. En 1943, Ernst Krebs y su hijo obtuvieron una patente para una sustancia sintética que llamaron ácido pangémico o vitamina B_{15}. También se denominó Krebiozen. Según ellos, tenía propiedades milagrosas y podía aportar alivio de asma, artritis, proliferación de células cancerosas y así sucesivamente. ¡Cuidado! Los expertos dicen que no existe tal vitamina. Es más, cuando los investigadores analizaron el contenido de varios frascos con etiquetas B_{15}, hallaron diversas sustancias. Estos frascos rotulados así, contienen cualquier cosa que al fabricante se le ocurra ponerles. No se ha probado su seguridad, tampoco se ha probado que sean efectivas. ¡Nadie ha podido probar siquiera lo que contienen los diversos frascos!

Vitamina B₁₇   A principios de la década de 1950, Ernst Krebs también ayudó a introducir laetrile en Estados Unidos. Otra «falsa» vitamina, este invento produjo una controversia igual o mayor que el krebiozen. El problema principal era que el compuesto contenía cantidades potencialmente letales de un precursor del cianuro e incluso una sobredosis mínima podía resultar fatal. Se han realizado cientos de informes y estudios con respecto a la efectividad del laetrile como tratamiento de cáncer y varias clínicas mexicanas siguen aplicándolo como terapia de elección. Sin embargo, en pruebas bien controladas, el laetrile demostró no ser más eficaz que un placebo. Incluso los que proclaman sus beneficios admiten que sólo da resultado cuando el paciente adopta una dieta vegetariana. Lo cual lleva a la pregunta de si el laetrile produjo alguna vez efecto alguno.

30

CONOZCA SU VITAMINA C

Milagro en Vale of Leven   Linus Pauling ganó el Premio Nóbel de Química en 1954, luego ganó el Premio Nóbel de la Paz en 1962. Así que la gente prestó atención cuando, en 1979, publicó un estudio llamado *Vitamin C and Cancer* [Vitamina C y cáncer]. En él ofrecía los resultados de una prueba que llevó a cabo con pacientes de cáncer avanzado en el *Vale of Leven Hospital*, Loch Lomondside, Escocia. Utilizó megadosis (diez gramos diarios) de vitamina C para producir en un grupo de pacientes terminales un incremento del tiempo de sobrevivencia 4,2 veces mayor según la comparación con controles correspondientes.

La comunidad médica estaba a la vez escéptica y esperanzada. Si las pruebas podían duplicarse, la vitamina C podría ser al menos un componente de una cura milagrosa. Pauling realizó más pruebas, luego concluyó que «la ingestión de grandes cantidades de vitamina C ciertamente es de valor en el tratamiento de pacientes que padecen de cáncer avanzado[...] y reviste aun mayor valor en el tratamiento de pacientes que están en las primeras etapas de la enfermedad y también para la prevención del cáncer». Sin embargo, estos estudios y conclusiones luego los refutaron pruebas bien controladas en la Clínica Mayo.

Declaraciones actuales   Pero a través de los años, la evidencia aclara que aunque la vitamina C tal vez no cure el cáncer, puede llegar a proteger de los cánceres de esófago, laringe, cavidad oral, páncreas, estómago, recto, mama, pulmón, vejiga y cérvix. Es posible que también haya otros en la lista.

Hoy en día, el Instituto Nacional del Cáncer, la Sociedad Estadounidense del Cáncer, la Academia Nacional de Ciencias, los Institutos Nacionales de la Salud y médicos de todo el mundo le dicen que coma las frutas y vegetales anticancerosos... en especial los que contienen cantidades más elevadas de vitamina C. Esta vitamina es otro antioxidante y puede combatir al cáncer en varios niveles simultáneamente. Además de la acción directa sobre los radicales libres, es posible que refuerce el sistema inmunológico y lo proteja de ese modo. Tal vez ayude a eliminar carcinógenos tales como las nitrosaminas. Y también es probable que fortalezca los tejidos corporales.

Dónde encontrarla   La vitamina C se encuentra en grandes cantidades en naranjas, limones, limas, aguacates, legumbres crucíferas, espinaca, espárragos, guisantes, tomates y muchos otros alimentos sabrosos. Para determinar la cantidad de vitamina C que debe comer y/o tomar como suplemento, deberá leer más extensivamente y consultar a su médico o nutricionista certificado.

31

CONOZCA SU VITAMINA E

Otro combatiente del cáncer   Se ha llevado a cabo menor cantidad de estudios sobre la vitamina E (conocida químicamente como tocoferol) que en el caso de las otras dos vitaminas antioxidantes, A y C. A pesar de ello, un cuerpo de evidencia cada vez mayor sugiere que la vitamina E también combate el cáncer.

Refuerzo del sistema inmunológico   Al igual que muchos otros nutrientes anticancerosos, la vitamina E es más eficaz en su papel de realce del sistema inmunológico. Sin embargo, estudios realizados en *New York Medical College* muestran la eficacia de las vitaminas A y E contra la enfermedad fibroquística de la mama, la cual en raras ocasiones puede convertirse en cáncer de mama. Esto quizás se vea como un beneficio anticanceroso indirecto.

Otros beneficios   Los investigadores publicaron un estudio en *Nutrition and Cancer* [Nutrición y cáncer] que describía cómo administraron vitamina E a ratones después de inducirles cáncer químicamente. Descubrieron una disminución en la incidencia y la proporción del crecimiento tumoral al compararse con un grupo de control al que no se le suministraron suplementos de vitamina E. Otro estudio publicado en *Nutrition and Cancer* examinó el rol de la vitamina E como protección contra carcinógenos ambientales y concluyó que era eficaz. La vitamina E también ha demostrado impactar positivamente la actividad enzimática celular, uno de los sitios donde un derrumbe pudiera desembocar en cáncer.

No exagere Sin embargo, el primer estudio también demostró que cuando la dosis de vitamina E se incrementaba diez veces, desaparecían los beneficios. El mismo principio puede ser cierto en el caso de otros nutrientes. Existe un punto de masa crítica más allá del cual puede producir mayor daño que beneficio.

De modo que... ¿cuánto es demasiado? Por desgracia, no existe una respuesta concreta y rápida. Las diferencias individuales, en los hábitos alimentarios y el medio, hacen que resulte imposible recetar para alguno sin consultar a un médico. Use como lineamento la tabla de las cantidades diarias recomendadas. Si en realidad considera realizar una importante modificación de la dieta, vea a su médico o a un nutricionista certificado.

Con sólo obedecer el consejo del *National Institutes of Health* [Institutos Nacionales de la Salud] de comer al menos cinco a nueve porciones de frutas y vegetales frescos cada día, avanzará mucho en lo que respecta a obtener toda la buena nutrición que necesita (excepto en los problemas especiales). A continuación encontrará consejos más específicos:

- Coma cada día por lo menos una porción rica en vitamina A.

- Coma cada día por lo menos una porción rica en vitamina C.
- Coma cada día por lo menos una porción de elevado contenido fibroso.
- Coma varias veces a la semana vegetales de la familia de las coles (crucíferas).

Los alimentos nutritivos que contienen vitamina E incluyen vegetales de hoja color verde oscuro, granos integrales, nueces, almendras y cacahuates, entre otros.

32

EVITE COMIDA CURADA CON NITRITO, AHUMADA O ENCURTIDA

Cáncer esofágico   El cáncer esofágico ocupa el sexto lugar entre los más comunes del mundo y es una variedad cuyo tratamiento resulta especialmente difícil. La edición del 20 de mayo de 1992 de *Lancet* publicó un estudio realizado por K.K. Cheng et al., conducido en Hong Kong, que correlacionó la epidemia china de cáncer esofágico con el hecho de beber sopas y/o infusiones a temperaturas elevadas, el consumo poco frecuente de verduras de hoja verde y cítricos, fumar tabaco, beber alcohol e ingerir una gran cantidad de vegetales encurtidos. Era el primer estudio de control llevado a cabo con el fin de mostrar una asociación entre el consumo de vegetales encurtidos y el riesgo de contraer cáncer esofágico. El estudio fortalece otra evidencia de la carcinogenicidad de los compuestos N-nitrosos.

Cáncer estomacal   Los investigadores saben desde hace mucho tiempo que existe una elevada correlación entre los nitratos y los nitritos (compuestos N-nitrosos) y el cáncer estomacal. Y mientras que el cáncer estomacal disminuyó en Estados Unidos (pasando de ser causa principal de muerte por cáncer en la primera mitad del siglo veinte al octavo lugar hoy en día), sigue siendo una importante causa de muerte por cáncer en Japón y otros países asiáticos.

Las variaciones geográficas de la enfermedad han llevado a estudios epidemiológicos (regionales/étnicos), que desde hace tiempo han demostrado que las personas cuyas dietas tienen un elevado contenido de alimentos ahumados, salados, asados al carbón y encurtidos están en el grupo de mayor riesgo. Los japoneses que inmigran a Estados Unidos y adoptan la dieta promedio estadounidense encuentran que al cabo de sólo dos generaciones su riesgo de padecer cáncer estomacal se reduce a diez veces. Por desgracia, junto con la reducción en el riesgo de contraer cáncer estomacal se presenta un incremento en el de padecer de tipos de cáncer que matan a otros estadounidense: pulmón, mama, colon y próstata.

Dígale no a los nitratos y a los nitritos Los nitratos y nitritos se presentan en forma natural en varios alimentos tales como remolachas, rábanos, apio y espinaca, pero no representan un problema en estos vegetales de por sí, porque estos alimentos también poseen nutrientes equilibrantes. Pero estos compuestos N-nitrosos también se encuentran, sin el efecto contrario en proporciones más elevadas, en alimentos ahumados y encurtidos y también pueden utilizarse en gran manera como conservadores de alimentos. Y en este caso, pueden combinarse con los aminos en su estómago para formar compuestos altamente carcinógenos llamados nitrosaminas. Los alimentos productores de nitrosaminas incluyen a los perros calientes, el salchichón, la mayoría de los fiambres, chorizos, tocino y cualquier carne ahumada o preparada como encurtido.

Dígale no a los antracenos   Del mismo modo que ocurre cuando fuma tabaco, cuando prepara alimentos asado a la brasa o ahumados, se producen sustancias tóxicas. La diferencia estriba en que van directamente al estómago de modo que los órganos digestivos reciben en su totalidad el efecto causante de cáncer. Los antracenos, que se encuentran en el humo del asado común, son también mutagénicos y pueden derivar en cáncer. Además puede tener problemas con ellos si asa los alimentos por un período demasiado prolongado.

33

EVITE EL MOHO

Alimentos que causan cáncer   ¿Existen alimentos que nunca deben ingerirse, alimentos que quizás ocasionen cáncer en forma directa?

¡Ya lo creo que sí! Es más, se ha demostrado que muchos mohos y hongos causan cáncer experimental. Dos tipos peligrosos son las micotoxinas y los hongos tóxicos. Ya que la mayoría de los hongos tóxicos simplemente nos matarán de entrada, no es necesario que nos preocupemos por la posibilidad de que produzcan cáncer. Pero, ¿la aflatoxina? Se trata de un problema completamente diferente. La aflatoxina es una micotoxina específica producida por el *aspergillus flavus*, la cual es la más poderosa sustancia productora de cáncer jamás descubierta. Las pruebas llevadas a cabo con animales nos han llevado a detectar una relación directa entre los niveles de aflatoxina en los alimentos y las tasas de cáncer hepático en Inglaterra, África, China y el sudeste de Asia.

El problema trata no sólo con las comidas, sino con su grado de frescura porque estos mohos y hongos sólo se desarrollan en nueces, granos, semillas y arroz que se vuelven rancios y mohosos.

Los alimentos a los que debe prestarse atención Algunos productos alimentarios que pudieran desarrollar aflatoxinas cuando están mohosas incluyen los siguientes:

- cacahuates y mantequilla de cacahuates
- pecanas, pistachos y almendras
- harina de maíz y frangollo
- harina de semilla de algodón

Si son frescos, la mayoría constituye una excelente adición a su dieta. Pero si están mohosos, tenga cuidado. Además de estas, existen otras correlaciones entre cáncer y alimentos no frescos. Cuídese siempre de la descomposición y la rancidez en *todos* los alimentos.

34

CONOZCA
SU HABA
DE SOJA

Cerdos saludables   Una comida posiblemente anti-cancerosa que se pierde la mayoría de los estadounidenses es la humilde haba de soja. Este alimento ha sido básico en Asia durante siglos, pero en Estados Unidos, se ha procesado convirtiéndolo en aceite y se ha utilizado para hacer margarina o mayonesa u otras cosas que son especialmente malas para usted. O se ha usado para hacer harina proteica para alimentar cerdos. Hemos tenido unos cerdos muy saludables aquí en Estados Unidos... y no muchas personas saludables.

Las habas de soja   Las habas de soja enteras tienen un elevado contenido de vitamina A, calcio, fósforo y hierro. Pueden hervirse y comerse enteras, retoñadas, fermentadas y convertidas en sopas o procesadas para obtener harinas y frangollos nutritivos. Ahora también se procesan para formar una proteína vegetal texturizada, o PVT, un sabroso sustituto de la carne que puede prepararse para que tenga sabor de jamón, carne vacuna, tocino o cualquier otro producto de carne y utilizarse del mismo modo que cualquier otra carne. En Japón, las habas de soja se han convertido en tofú y en sopa de miso. Las habas de soja pudieran ser un nutriente anticanceroso. Algunos expertos creen que los niveles bajos de incidencia de cáncer mamario entre la mujeres del Japón se deben en gran parte a su elevado consumo de habas de soja (y también algas marinas). Y aunque el cáncer gástrico sigue siendo el asesino número uno en Japón, un estudio realizado por Takeshi Hirayama publicado en *Cáncer y nutrición* indica que la sopa de pasta de haba de soja (miso) posiblemente disminuya la incidencia incluso de ese tipo de cáncer.

Inhibidores de la proteasa   Han sido aislados algunos posibles componentes anticancerosos de las habas de soja. Se conocen como inhibidores de proteasa y flavinoides. También se encuentran en los garbanzos, las habas de lima, en algunas otras plantas y semillas, y pueden constituir sustancias bloqueantes de tumores.

Un alimento de elevado contenido graso   El otro lado de la moneda es que las habas de soja tienen un elevado contenido graso. Se componen de aproximadamente 40% de grasa por calorías. El tofú, un producto popular a base de soja, se compone de aproximadamente 50% de grasa. Como sabe usted, las dietas de elevado contenido graso están asociadas con la obesidad y con algunos tipos de cáncer. Así que conozca sus habas de soja y disfrute de ellas, pero cuídese de no exagerar cuando las incluya en su dieta.

35

COMA SUS LEGUMBRES CRUCÍFERAS

Flores curativas   Cuando se ven desde arriba, las flores de la familia de legumbres crucíferas forman una cruz. De allí su nombre. Y estos pequeñas legumbres al parecer ayudan a defender del cáncer.

Sulforafane   Recientemente, el Dr. Paul Talalay de *Johns Hopkins University* encabezó un equipo de investigación que descubrió un bloqueante químico de tumores denominado *sulforafane*. Existe en el brécol, las coles de bruselas, la coliflor, la col china, las zanahorias y las cebollas verdes.

Indol   En otros experimentos, se aisló la sustancia llamada *indol* de las legumbres crucíferas, luego agregadas a las dietas de ratones que tenían cánceres de pulmón y de estómago experimentalmente inducidos. El *indol* claramente detuvo el crecimiento tumoral. Existe gran esperanza de que una de las dos o ambas sustancias (sulforafane e

93

indol) puedan constituir las drogas contra el cáncer del futuro.

La prevención es mejor que la cura Sin embargo, ya podemos usar el sulforafane y el indol para prevenir el cáncer de modo que nunca nos veamos en la necesidad de pasar por las dificultades de tratamiento. Podemos comerlos directamente.

Quizás se deba a esto que las legumbres crucíferas se han ligado a la reducción del riesgo de contraer cáncer de colon, pulmón, esófago, laringe, recto, próstata y vejiga. Y la mayoría de los miembros de esta familia tienen un elevado contenido de vitamina A, vitamina C y el mineral selenio, los cuales se han relacionado con la reducción de riesgo de contraer cáncer. Otras sustancias aisladas pueden luchar directamente con ciertos tipos de cáncer.

Cuáles son La familia crucífera incluye brécol, coles de bruselas, col, coliflor, bok choy (una col china), rábano picante, col rizada, colinabo, rábanos, rutabagas, nabos (no se olvide de las hojas) y berro.

36

COMA BASTANTE FIBRA

El factor fibra   La fibra es la parte no digerible de los vegetales, las frutas y los granos integrales. Tanto el Instituto Nacional del Cáncer como la Sociedad Estadounidense del Cáncer recomiendan una dieta de elevado contenido fibroso como prevención del cáncer de colon. Años atrás, el Dr. Denis Burkitt observó niveles bajos de cáncer de colon en áreas de África donde era elevado el consumo de fibra. Es más, las naciones industrializadas donde el consumo de fibra es bajo cuentan con niveles de cáncer de colon hasta ocho veces más elevados que los de las naciones en desarrollo donde el consumo de fibra es elevado.

También existe una aparente relación entre la escasez de la fibra en la dieta y otras condiciones, tales como enfermedad diverticular, síndrome de colon irritable y diabetes. Desafortunadamente, somos pocos los que hemos incorporado esta información, poniéndola en práctica en nuestra mesa. El cáncer de colon sigue ocupando el segundo lugar en importancia como forma más común de cáncer. Tanto como un cinco por ciento de la población de Estados Unidos, hombres y mujeres por igual, desarrollarán esta enfermedad.

La fibra y el cáncer de colon   Algunos expertos creen que la fibra de la dieta ayuda a prevenir el cáncer de colon por incrementar el volumen de las heces aumentando así el tiempo de recorrido, a la vez que reduce el tiempo que las paredes del colon puedan estar expuestas a cualquier sustancia carcinógena que se encuentre en las heces. La fibra también puede ayudar a prevenir el cáncer al envolver las sustancias carcinógenas y volverlas menos activas, o mediante la alteración de la flora del colon, que también puede jugar un rol en la producción de sustancias carcinógenas.

La fibra y el cáncer de mama   En *Journal of the National Cancer Institute* [Revista del Instituto Nacional del Cáncer] (3 de abril de 1991) se publicó un estudio que indicaba una posible relación entre la fibra de la dieta y el cáncer de mama. Las ratas de laboratorio a las que se les dio de comer el doble de la cantidad de fibra hallada comúnmente en nuestras dietas occidentales desarrollaron muchos menos tumores de mama que las ratas de laboratorio que recibieron poca o ninguna fibra. Por cierto, los resultados eran similares a los hallazgos de laboratorio de estudios que comparaban las dietas de bajo contenido graso con las de elevado contenido graso.

¿Cuánto es suficiente?   El Instituto Nacional del Cáncer nos dice que los estadounidenses ahora comen alrededor de once gramos de fibra al día. Recomienda que esta cantidad se incremente a aproximadamente veinte a treinta gramos diarios, sin exceder los treinta y cinco gramos diarios debido a los posibles efectos secundarios adversos. Una gran cantidad de alimentos que realzan la salud contienen cantidades muy elevadas de fibra. Lo mejor es el salvado, aunque los frijoles de diversos tipos no se quedan atrás. Pero también podemos obtener grandes cantidades de fibra de legumbres crucíferas (brécol, coliflor, col, coles de bruselas, nabos, espinaca y rutabagas); otros vegetales (zanahorias, apio, espárrago, etc.); frutas (zarzamoras, manzanas, melocotones, pasas, etc.); como también de habas, semillas y todo tipo de granos integrales.

Cuídese del fraude fibroso Preste atención cuando compra cereales, panes y otros productos de fibra. Para que un alimento cumpla con los requisitos de considerarse rico en fibra, debiera contener cuatro o cinco gramos por onza. Una buena regla general es evitar completamente los alimentos preprocesados. No se aleje de la conocida avena y otros cereales de grano integral y frutas y vegetales sin procesar. En otras palabras, quédese con los alimentos integrales y no se equivocará.

COMA FRUTAS
Y VEGETALES
FRESCOS

Descomposición   Las frutas y los vegetales pueden empezar a echarse a perder en el momento que se cortan... y a veces incluso antes de eso. Descomposición significa que las bacterias atacan la sustancia de la comida y la descomponen mediante actividad enzimática.

Intentamos demorar esta descomposición de muchas maneras. Congelamos, refrigeramos, enlatamos, desecamos, blanqueamos, deshidratamos, condimentamos, azucaramos y quimicalizamos nuestros alimentos. A veces las comidas se procesan convirtiéndolas en una pulpa sin vida, luego intentamos revitalizarlas agregándoles formas procesadas de los nutrientes que eliminamos. Y, desafortunadamente, al hacer todas estas cosas para evitar la descomposición, reducimos el contenido nutritivo de modo que en poco tiempo lo que comemos ya casi no es un verdadero alimento.

Quitándole el contenido nutritivo a la comida, en el proceso cargamos nuestros cuerpos de calorías... y ni siquiera nos tratamos con la amabilidad suficiente para proveer los nutrientes que necesitamos para protegernos.

El ejemplo de la vitamina C   Al tratar de decidir si vale la pena invertir la pequeña cantidad de tiempo y energía extra que se requiere para comer alimentos frescos, considere estas pocas verdades con respecto a alimentos y vitamina C extraídos de *Food Processing and Nutrition* [Procesado de alimentos y nutrición] de Arnold E. Bender:

- Las habas de lima pierden 48% de su vitamina C después de 48 horas a temperatura ambiente y 70% al cabo de 96 horas.

- La lechuga y el brécol guardado en una cesta de alambre en el refrigerador durante tres días pierden 30% de su vitamina C.

- La cocción al vapor provoca un perdida de 15 a 20% de la vitamina C en colinabo, coles de bruselas, coliflor y patatas.

Compre fresco, coma fresco   Aunque la mayoría de los nutrientes no se degeneran con tanta rapidez, lo mejor sigue siendo comprar sus alimentos en el estado más fresco posible y prepararlos tan pronto le sea posible después de comprarlos. Así, obtendrá de su comida absolutamente lo mejor.

INFÓRMESE
SOBRE JUGOS

La última moda en dietas Por donde mire, la gente vende equipos para hacer jugos, libros sobre estos y hablan acerca de la preparación de jugos. Hacen declaraciones que van de lo sublime (pérdida de peso) a lo ridículo (vida casi eterna). ¿De qué se trata este asunto de los jugos?

La nutrición Los jugos de fruta fresca y vegetales representan formas deliciosas y compactas de ingerir megadosis de nutrientes vitales. No hay nada malo en eso. Pero el jugo no es un alimento integral; se ha procesado. Todo alimento no integral puede presentar problemas si se consume en vastas cantidades a lo largo de períodos prolongados.

Fibras Como ha visto, la fibra es esencial para la salud humana. Cuando convierte a los alimentos en jugos, les quita la mayor parte de la fibra. Aun cuando ingiera bastante fibra en otras partes de su dieta, quizás no sea sabio tirar siempre las partes fibrosas de los vegetales ni de las frutas. Los alimentos integrales son los perfectos, creados como Dios deseaba que fuesen. (Después de todo, lo que Él desea para nosotros es salud perfecta.) Cuando bota la parte fibrosa de los alimentos, es muy posible que también lo haga con los micronutrientes poco comprendidos que previenen el cáncer. Simplemente aún no estamos lo bastante informados acerca de los alimentos y de cómo interactúan con el cuerpo humano para correr semejantes riesgos.

Jugos dulces   Algunos jugos, sobre todo los de frutas y zanahorias, tienen un elevado contenido de azúcar. Beber grandes cantidades de ellos durante períodos prolongados puede tener efectos adversos sobre su sistema, causando amplias oscilaciones en sus niveles de azúcar en la sangre.

Fuentes saludables   Hasta allí las malas noticias. La buena noticia es que los jugos de frutas y vegetales frescos representan algunas de las fuentes más ricas de vitaminas, minerales y enzimas disponibles para la humanidad. Si no exagera, agregarlos a su dieta diaria puede ser una de las mejores cosas que haya hecho jamás por usted.

La verdad acerca de los jugos procesados

Los jugos son buenos para usted... pero sólo los frescos. La mayoría de los jugos industrialmente procesados son en esencia agua azucarada con agregado de colores y sabores... y tal vez contengan una pequeña cantidad de jugo verdadero. Es posible que pasen meses acomodados sobre estantes en depósitos, donde pierden la mayor parte de cualquier nutriente que pudiera haber tenido. También es probable que desarrollen radicales libres.

Pesticidas A no ser que sea lo suficientemente afortunado como para comprar productos agrarios orgánicos, es necesario que sepa que las frutas y vegetales que convierte en jugo se han tratado con pesticidas y herbicidas. De modo que si va a preparar jugos, limpie su producto frotándolo a fondo. Pero recuerde que lo mejor sigue siendo obtener la mayor parte de sus nutrientes de los alimentos integrales.

39

CONOZCA SUS MINERALES ANTICANCEROSOS

¿Una tableta diaria? ¿Es posible que una persona logre una dieta saludable teniendo como base una píldora diaria de vitaminas y minerales acompañada quizás de una hamburguesa u otra comida chatarra? La respuesta es un rotundo: «¡No!»

La ciencia de la nutrición no está lo suficientemente avanzada como para analizar por completo las comidas y aún no comprendemos, ni conocemos siquiera, muchos nutrientes. Pero sí sabemos que las pastillas, sean del tipo que fueren, *nunca* deben reemplazar a los alimentos genuinos.

No altere la naturaleza Es posible que logre mantenerse bastante bien por un tiempo tomando una píldora meganutriente diaria más unas pocas cazuelas de arroz integral (o lo que sea) y luego descubrir unos años más adelante que ha incrementado su probabilidad de contraer cáncer.

Las píldoras de vitaminas y minerales tienen el fin de

ser suplementos, no sustitutos. Y se han creado de manera uniforme de acuerdo con los alimentos que son nutrientes esenciales. Obtenga más información antes de decidirse a usar suplementos. Asegúrese de ingerir la dosificación correcta. Consúltelo con su médico.

Los combatientes de cáncer   Algunos de los minerales anticancerosos también son antioxidantes y, hasta donde sabemos, actúan prácticamente del mismo modo que las vitaminas anticancerosas: o sea, actuando como depredadores de radicales libres e interceptando electrones radicales. Otros minerales actúan en el cuerpo de maneras diferentes, pero siguen relacionados con la prevención del cáncer. En total, el elenco de Muchachos Buenos incluye a los siguientes:

- *Selenio.* Entre otras cosas, este potente antioxidante protege a las membranas celulares de los radicales libres.
- *Calcio.* Algunos estudios indican que este mineral ayuda a prevenir el cáncer de colon, entre sus otras ventajas.
- *Zinc.* El rol de este mineral puede ser indirecto, pero sin duda ayuda a mantener la fortaleza del sistema inmunológico.

Otros minerales también son vitales para la buena salud en general y pueden ayudar a prevenir el cáncer por el hecho de mantener básicamente fuerte a la víctima potencial. Incluyen hierro, fósforo, cloruro, magnesio, potasio, sulfuro y sodio. Trazas minerales (de las cuales sólo necesitamos una mínima cantidad) incluyen selenio (véase arriba), arsénico, cromo, cobalto, cobre, fluoruro, níquel, manganeso, boro y vanadio.

Aunque la investigación del rol de los minerales en prevenir y/o causar cáncer está muy atrasada con respecto a la de las vitaminas, crece la evidencia de que los minerales, en cantidades adecuadas, logran mucho en lo que respecta a ayudarle a prevenir y luchar contra todas las enfermedades degenerativas, incluyendo el cáncer.

40

CONOZCA
ALGUNOS
INGREDIENTES
PROMETEDORES

Un acierto de la nutrición integral   Ya nos hemos referido a vitaminas y minerales, de modo que aquí hablaremos acerca de otros micronutrientes. Algunos los comprendemos bastante bien. Otros siguen siendo un misterio. Pero los científicos intentan febrilmente desenredar el resto del misterio de la micronutrición, porque algunos de los micronutrientes bien pueden ser factores clave en lograr al fin la solución del acertijo mayor de cómo prevenir y/o tratar mejor el cáncer, así como también otras enfermedades degenerativas. Muchas de estas sustancias químicas han comenzado a entregar sus secretos. Se incluyen aquí unos pocos ejemplos de los beneficios más recientes que se han descubierto en varios micronutrientes.

Sulforafane   se puede encontrar en brécol, coles de bruselas, coliflor, col rizada, zanahorias y cebollas verdes. Al parecer, este químico bloquea la formación de tumores en animales. Existe una gran esperanza de que pueda hacer lo mismo en los humanos (y tal vez ya lo esté haciendo, debido a que los alimentos de donde proviene han probado mediante numerosas pruebas ser anticancerosas).

Ftalida 3-n-butilo se puede encontrar en el apio, que parece ser otro alimento anticanceroso. Al parecer, esta sustancia reduce la presión sanguínea y reduce el colesterol en sangre en ratas y quizás tenga otros beneficios que aún no se han descubierto.

Clorofila es la sustancia que da color verde a frutas, vegetales y otras cosas que crecen. Gran cantidad de investigaciones llevadas a cabo con respecto a sus beneficios como nutriente anticanceroso han producido resultados mixtos.

Carotenos son los pigmentos que dan a frutas y vegetales colores rojo y naranja. Uno de los carotenos, betacaroteno, ya ha demostrado ser una sustancial promesa como combatiente del cáncer. Una sustancia hermana, alfacaroteno, está en estudio y los científicos están entusiasmados por los resultados que esperan. Otros pigmentos, antiocianinas (rojo-azul), proantiocianidinas (incoloro) y flavinoides (incoloro o amarillo), ofrecen esperanza como combatientes de enfermedad.

La verdad «integral» Estas sustancias sólo son unas pocas de lo que promete ser una amplia gama de micronutrientes que luchan contra la enfermedad. Si usted persevera en comer alimentos procesados, es posible que pierda muchos de estos nutrientes beneficiosos, incluyendo algunos que aún no conocemos.

Eso no significa que *nunca* debiera comer alimentos procesados. Es posible que haya un sitio para eso en su dieta (aunque sea uno muchísimo más pequeño) siempre y cuando tenga el buen sentido de comer alimentos integrales la mayor parte del tiempo.

41

COMA
GRANOS
INTEGRALES

El grano del trigo   En algún momento de la historia, alguien decidió que tanto el arroz como los productos de trigo podían mejorarse puliendo el grano. El arroz y los panes blancos se convirtieron en símbolos de status, mientras que los productos más rústicos de granos integrales eran comidos por los «menos afortunados». Lo irónico es, por supuesto, que los «menos afortunados» en realidad eran afortunados en lo que respecta a su salud.

Sin duda, Estados Unidos es una de las naciones más ricas de la historia. Gracias a la producción en masa, todos en este país han podido contar con los medios suficientes para adquirir pan blanco desde hace décadas, convirtiendo este alimento alterado en un producto esencial. Lo más probable es que usted haya crecido comiendo pan blanco y salchichón o pan blanco y mantequilla. También existe una posibilidad mayor del 35% de que contraiga cáncer a no ser que rompa su adicción a la dieta promedio estadounidense y la reemplace por una dieta de sentido común.

Blanco vs. integral   En la década de 1980, después que los estudios acerca de fibras conquistaron el corazón de los científicos médicos, estudios análogos demostraron que los granos integrales poseían similares habilidades de control del colesterol por contener una importante cantidad de fibra soluble e insoluble. Pero al moler o refinar los granos, se les quita la mayor parte de su capacidad de combatir el colesterol. Así que aléjese del pan y el arroz blanco, todo lo refinado y lo que ha sido alterado.

Alimentos integrales   Es hora de destacar que Dios creó nuestros alimentos de modo que le fueran bien a nuestros cuerpos. Todos los componentes nutritivos de cualquier alimento integral se crearon de manera que se complementen a la perfección entre sí y que interactúen con óptima simetría para alimentar a nuestros cuerpos. Si le quita cualquier componente, arruina el equilibrio que forma la base para la salud perfecta.

De acuerdo con James Mount en su libro *The Food and Health of Western Man* [La comida y la salud del hombre occidental], el refinamiento de la harina de trigo a un nivel de extracción del setenta por ciento (común) le cuesta a usted elevados porcentajes de fibra, vitamina E, piridoxina, tiamina, biotina, ácido nicotínico, ácido fólico, riboflavina, ácido pantoténico, manganeso, magnesio, fósforo, potasio, hierro y también las pequeñas cantidades de elementos como litio, boro, cobre y cobalto. ¿Quién sabe cuáles otras combinaciones de posibles nutrientes anticancerosas se descartan en el piso de la fábrica?

El sostén de la vida   Los granos integrales eran la parte central de la dieta de todas las grandes civilizaciones, incluyendo los antiguos israelitas, egipcios y asiáticos. Los granos silvestres abundaban en el mundo en tiempos de la Biblia y el Medio Oriente era la cesta de pan de la civilización occidental. La gente bíblica comía carne durante los festivales y sacrificaban carne a Dios en el templo. La mayor parte del resto del tiempo, comían exactamente lo que usted debiera comer: granos integrales, legumbres, vegetales y frutas.

Tipos de grano integral La desaparición de los granos integrales de las mesas es uno de los factores contribuyentes a las enfermedades degenerativas modernas, incluso el cáncer. Por ejemplo: en Estados Unidos, entre 1900 y 1980, el consumo de trigo se redujo un 41% y el maíz a un 84%. En un intento por revertir esta tendencia, el Instituto Nacional del Cáncer nos aconseja «comer alimentos que contengan una cantidad adecuada de almidón y fibra[...] mediante la ingestión de más frutas, vegetales, patatas, *granos, panes y cereales integrales* y guisantes y frijoles secos».

Debido a un renovado énfasis que el Ministerio de Salud de Estados Unidos ha puesto en este asunto, una variedad de granos integrales estarán a su disposición ya sea en el supermercado o en el almacén dietético. Incluirán arroz integral, arroz silvestre, mijo, trigo sarraceno, trigo burgol, amaranto, quinua, avena y cebada. Cualquier recetario vegetariano le ofrecerá una variedad de recetas deliciosas que le muestran cómo incorporar a su menú platos de grano integral. Además, un creciente número de recetarios más convencionales se especializan en cocinar y hornear alimentos de grano integral. Pruebe algunas de estas recetas y nunca volverá a quedar satisfecho por el sabor insulso del pan blanco ni de los granos de cereal ultraprocesados.

42

SEA UN COMPRADOR INTELIGENTE

Su meta   Habrá algunas cosas que deberá hacer si es que piensa cambiarse de una dieta promotora de cáncer a una dieta anticancerosa. Será necesario:

- evitar alimentos fritos.
- evitar alimentos de origen animal que contienen estructuralmente gran cantidad de grasa.
- agregar a su dieta los muchos alimentos anticancerosos.
- limitar su consumo total de grasa (animal y vegetal) a entre 10 y 20% de su consumo total de calorías.
- estar atento a las grasas ocultas mediante el uso de la Fórmula Reveladora de Grasa.

Inicie la buena nutrición en el supermercado. Aprender a comprar con sabiduría es el primer paso hacia la prevención del cáncer.

Adquiera algunos implementos Si el presupuesto se lo permite, adquiera implementos de cocina que lo ayuden a preparar comidas saludables. Compre un equipo para hacer jugos. Los jugos de frutas y vegetales frescos son valiosos para mantener las salud, aunque no debieran reemplazar a los alimentos enteros. Un buen equipo puede costarle entre $150.00 y $300.00. Una olla para cocción de vegetales al vapor le será de ayuda en la preparación de sus vegetales y otros platos sabrosos. Puede adquirir una por un valor que oscila entre $20.00 y $60.00. Una procesadora de alimentos le ayudará a enfrentar al gran volumen de vegetales y frutas que consumirá al reducir el tiempo de preparación. También es excelente para elaborar el alimento del bebé y tiene mil usos más. Su gasto de aproximadamente $50.00 valdrá la pena.

Un rallador le será útil para rebanar vegetales y hacer otros preparativos de alimentos. Si aún no posee uno, cómprelo de acero inoxidable por menos de $10.00.

Una licuadora es ideal para preparar batidos, licuados, sopas y cientos de comidas más. Una de buena calidad le costará entre $50.00 y $250.00.

Compre una olla de presión de acero inoxidable. Frijoles, granos y vegetales se cocinan mucho más rápidamente en una olla de presión. Se ahorrará tiempo y también conservará nutrientes. Deberá gastar entre $50.00 y $100.00 por una de calidad.

Seleccione sus alimentos Aprovisiónese de un amplio surtido de granos integrales. Sería bueno que comprara también un libro de recetas que le enseñe cómo preparar deliciosos platos de grano integral. Prepárelos, en lugar de la carne, como centro de su dieta contra el cáncer.

En una dieta contra el cáncer son de especial importancia las frutas y vegetales frescos. Cuanto más frescos mejor, ya que algunos nutrientes se deterioran mientras permanecen en el estante. Debiera comer tantos como desee. De ser posible, compre vegetales y frutas orgánicos. Si no puede hacerlo, no se preocupe mucho. El colesterol en todos los alimentos animales y las grasas en muchas comidas son mucho más peligrosos que los pesticidas que puede llegar a encontrar en algunos productos agrícolas. Seleccione una variedad de alimentos. Sea aventurero; pruebe alimentos que nunca antes haya saboreado. Y no se desanime. No importa dónde viva, se sorprenderá ante la diversidad de vegetales disponibles una vez que pase más allá de las patatas, los tomates, el maíz y los frijoles tradicionales con los que se crió. De paso, manténgase alejado de los vegetales enlatados lo más que pueda. Lo mejor es fresco, le sigue lo congelado.

El consejo anterior con respecto a los vegetales también es cierto en el caso de las frutas. Procure la diversidad y pruebe muchas recetas.

Trate de eliminar la mayor parte o toda la carne, las aves y el pescado por espacio de una semana por lo menos. Si puede hacerlo, sus sensibilidades gustativas se modificarán y hallará que sus frutas, vegetales y granos le resultarán aún más sabrosos. La mayoría de los estadounidenses son adictos a las grasas, la sal y el azúcar. Estas sustancias dominan sus papilas gustativas y hacen que otros alimentos le parezcan insulsos. Si los elimina de su dieta, los alimentos saludables no resultan para nada insulsos. Hasta aprenderá toda una variedad de sabores deliciosos que tal vez nunca antes haya experimentado. Si le resulta necesario gustar del sabor o la textura de la carne, pruebe algunos de los sustitutos de carne de su almacén dietético local.

Escoja los alimentos enteros en lugar de los procesados. Recuerde, nuestro Creador creó nuestros cuerpos y nuestros alimentos. Lo mejor será que seleccione alimentos que se asemejen lo más posible a su diseño original.

Cuídese de los cereales azucarados. Cuando le sea posible, elabore sus cereales a partir de granos integrales como avena y harina de maíz. Además, lea las etiquetas con cuidado. Los cereales prometen muchas cosas que sencillamente se desmoronan bajo un escrutinio más detallado. Lea las etiquetas de *todos* los productos. Varias agencias gubernamentales intentan estandarizar la rotulación de los alimentos de modo que no produzcan confusión (por ejemplo: ¿qué significa «natural»?). Pero hasta el momento: «¡que el comprador esté atento!»

Investigue algunos de los otros comercios de su comunidad, tales como los almacenes de productos dietéticos, mercados abiertos y étnicos, si no puede encontrar los alimentos que desea en su supermercado local. Tal vez se sorprenda ante la exótica variedad y las gangas que logrará descubrir.

43

NO CREA LAS FÁBULAS DE LAS ETIQUETAS DE LOS ALIMENTOS

La policía de alimentos   Durante décadas, algunos fabricantes de alimentos se han salido con la suya engañando descaradamente. Por fortuna, unos cuantos estudios médicos y nutricionales han ido informando al público lenta pero con seguridad. Al fin, una nueva ola de resistencia a tales prácticas engañosas ha llevado a la *Food and Drug Administration* (FDA) [Administración de alimentos y drogas] a reforzar las reglamentaciones en contra de la rotulación falsa de alimentos.

Ahora los fabricantes de alimentos están protestando mientras la FDA se apodera de cargamentos de alimentos con etiquetas engañosas y exige de otros modos el cumplimiento del nuevo principio rector que establece que *los consumidores de alimentos gozan del derecho básico de saber realmente lo que comen.* Basta de etiquetas brillantes y vivas que dicen «sin colesterol» en los aceites vegetales y productos que en un principio nunca contuvieron colesterol (pero que se convertirán en colesterol, con o sin etiqueta, una vez que entre al cuerpo). Y ahora cuando un producto dice «poca grasa», debe significar precisamente eso. Jugos «frescos» deberán serlos y si una botella dice «jugo de uva», en un futuro cercano sin duda deberá contener más que un pequeño porcentaje de uva y un montón de jugo de manzanas, agua, sabor artificial y azúcar refino.

El NLEA A partir de 1994, una nueva ley que da aún mayor peso a la sanción de leyes de rotulación y publicidad se llama *Nutritional Labeling and Education Act* [Acta de rotulación y educación alimentaria]. Este decreto obliga a todos los fabricantes a declarar, clara y concisamente, lo que en realidad hay en sus alimentos. Esta disposición incluye los productos frescos y cada vez se ejerce mayor presión sobre el Departamento de Agricultura de Estados Unidos, el cual regula las carnes y aves, para que adopte una política similar.

44

SEA UN COCINERO INTELIGENTE

Sea un chef saludable Hasta ahora ha aprendido los fundamentos de la nutrición y a comprar sabiamente. A continuación puede aprender una nueva manera de preparar sus alimentos de modo que no destruya todos sus demás esfuerzos.

No vierta grasa en su garganta Lo primero que debe aprender con respecto a la preparación de la comida es que debe dejar de verter grasa en su garganta y en la de su familia. Nosotros los estadounidenses por algún motivo nos hemos acostumbrado al gusto de la grasa. Vivimos a base de comidas fritas. Es hora de encontrar alternativas.

Convierta a·su cocina en un centro de salud Hay muchas cosas que necesita hacer para comenzar a cocinar de la manera más sabia posible. He aquí algunas para ayudarlo a empezar.

Elimine los alimentos fritos   Hornee, hierva o cocine al vapor sus alimentos en lugar de freírlos. Si le resulta imprescindible freír, aprenda a usar una pequeña cantidad de agua en lugar de aceite para evitar que sus alimentos se adhieran a la sartén. (Esto se denomina saltear al agua.) Si siente la necesidad de usar aceite, utilice la mínima cantidad posible, tal como una pequeña cantidad de aerosol vegetal. Use salsa de soja baja en sodio u otras salsas para realzar los sabores de estos alimentos si le resultan demasiado insípidos sin las grasas.

Elimine los aderezos para ensaladas de base oleosa
Si prepara una saludable ensalada y luego la cubre de aderezo de base oleosa, se engaña. El aderezo francés tiene 84% de grasa, el ranchero tiene 93% de grasa, el de queso roquefort tiene 91% de grasa y el italiano tiene 91% de grasa. Si tiene la necesidad de comer sus ensaladas con aderezo, utilice las que no contienen aceite o que son de bajo contenido oleoso. O puede elaborar sus propios aderezos utilizando vegetales licuados y otros productos bajos en grasa, agregando condimentos a gusto.

Reduzca su consumo de salsa de queso   Algunas personas sugieren que realcemos el sabor del brécol inundándolo de salsa de queso. Si atiende esta sugerencia, logrará que un alimento saludable se convierta en mucho menos saludable. La mayoría de las salsas de queso promedio oscilan entre 66 y 75% de grasa. La buena noticia es que puede disponer de salsas deliciosas y saludables si se toma el tiempo para aprender a elaborarlas.

Manténgase alejado de la carne asada al carbón
Según aprendió en una sección anterior, los alimentos asados al carbón, ahumados, encurtidos y curados al nitrito se han relacionado con el cáncer. Debiera evitar los ali-

mentos curados tales como el salchichón y ceder los bocadillos tentadores provenientes de la parrilla.

Deshágase de sus grasas, mantequilla, aceites y mayonesa   Le resultará bastante más fácil eliminar las grasas de su dieta si ni siquiera están en su cocina. Puede encontrar alternativas que en poco tiempo le resultarán igualmente sabrosas. Puede usar aderezos y salsas libres de grasa, salsas condimentadas, jugo de limón o lima fresco, o especias sabrosas para realzar el sabor de sus comidas.

Mantenga a mano meriendas saludables   Pruebe comer frutas frescas, vegetales, galletitas dulces y saladas de bajo contenido graso y granos integrales, rosetas de maíz tostadas con aire y mojos de frijoles en lugar de caramelos, galletitas de elevado contenido graso u otros alimentos que son malos para su salud. Merendar puede ser algo bueno para usted si lo hace bien.

EJERCICIO

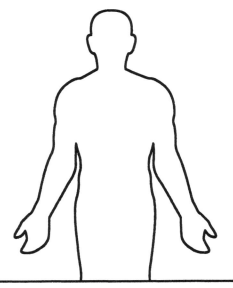

45

HAGA EJERCICIOS EN FORMA REGULAR

Ruth Heidrich Cuando le diagnosticaron cáncer de mama, Ruth Heidrich se sintió preocupada al pensar que nunca más podría correr y disfrutar de la vida. Después de su cirugía, lo primero que hizo fue ejercitarse y recuperar su estado físico. Demás está decir, que eso fue un poco prematuro. Pero al tercer día, corría a pesar del dolor físico.

Estaba decidida. Pronto pudo volver a correr una maratón y se estableció una meta: *Ironman Triathlon* [Triatlón hombre de hierro]. El simple hecho de hacerlo representaría una victoria sobre su enfermedad porque literalmente corría por su vida. Y se ejercitó y tuvo éxito logrando correr hasta obtener varios campeonatos dentro de su grupo que era de su edad. Además de un riguroso régimen de ejercicios, adoptó una dieta vegetariana de bajo contenido graso. Diez años después del diagnóstico inicial y la cirugía, sigue ganando carreras, ¡y al parecer está ganando su batalla contra el cáncer!

Obesidad y cáncer   ¿Previene el ejercicio el cáncer?
La literatura sobre este tema no es completamente clara, pero existe amplia evidencia de que el ejercicio puede ayudar a prevenir la obesidad y es una parte importante de cualquier programa de pérdida y mantenimiento de peso. Y sí sabemos que la obesidad se correlaciona con varios tipos de cáncer, incluyendo el de mama, endometrio y vesícula.

Además, algunos cánceres, tales como el de mama, son hormonodependientes y sabemos también que un incremento en la obesidad causa un aumento en los niveles de hormonas femeninas. De aquí que el ejercicio tenga un rol en la prevención del cáncer al ayudar a prevenir la obesidad.

Tanto en los pacientes cancerosos como en los cardíacos, la tasa de mortalidad es al parecer mayor entre los que no pueden ni tienen la disposición de realizar un adecuado ejercicio físico. A más de esto, cuanto mejor sea su estado físico general, mayores serán sus oportunidades de combatir cualquier enfermedad.

Un estudio de Harvard   Un estudio realizado por la Dra. Rose E. Frisch de la *Harvard School of Public Health* [Escuela Harvard de Salud Pública] ha demostrado que las mujeres que se ejercitan poco o nada se les incrementa a 2,5 veces su probabilidad de contraer cánceres de útero, cérvix, ovario y vagina que las que son más activas. Así que aprenda de Ruth Heidrich. Ejercítese. (Sin embargo, asegúrese de consultar a su doctor antes de comenzar.) Luego inicie la carrera por su vida *antes* de contraer cáncer. Será una carrera mucho más fácil de ganar.

46

PRUEBE LA CAMINATA

Aprenda a caminar   El simple acto de caminar puede ayudarle a salvar la vida. A pesar de los inventos que nos gratifican y animan a ser sedentarios, caminar es una de las mejores cosas que puede hacer por su bien. Puede, por supuesto, calzarse sus zapatos normales y salir a caminar por el barrio a cada rato. O puede convertir su caminata en un deporte completo, con la inclusión de zapatos especiales, equipo, horario específico y otras rutinas que le ayudarán a transformar sus caminatas en una actividad seria. Pero si decide hacerlo, debe hacer y conocer algunas cosas.

- Consulte a su médico si tiene algún problema de salud antes de comprometerse con cualquier ejercicio y pregunte cuál sea el nivel apropiado de ejercicio para usted.
- Si tiene más de cuarenta años y no ha estado ha-

ciendo mucho ejercicio o si alguna vez ha sufrido problemas cardíacos, vea a su doctor antes de iniciar un vigoroso programa de caminatas.

- Cómprese un cómodo par de zapatos profesionales para caminar. Luego de recorrer un par de kilómetros de su programa, se alegrará de haberlo hecho.

- Invierta en otra ropa que hará que sus caminatas sean agradables y cómodas, por ejemplo, un saco liviano que lo mantendrá abrigado si se levanta viento o un par de pantalones largos o cortos que no ajusten.

- Haga planes de caminar entre treinta y sesenta minutos por lo menos en días alternos. Pero progrese con lentitud, quizás quince minutos diarios aproximadamente durante una semana, luego vaya incrementando poco a poco.

- Varíe el recorrido de su caminata para lograr el máximo placer.

- No se olvide de hacer precalentamiento y reducción gradual de la actividad. En la mayoría de las librerías puede conseguir libros informativos sobre las caminatas. Alguno de ellos le enseñará cómo hacerlo.

47

PRUEBE LA NATACIÓN

Un ejercicio maravilloso Si hasta ahora no sabe nadar, se está perdiendo un ejercicio maravilloso. Dedique el tiempo y haga el esfuerzo necesario para aprender.

Si ya sabe nadar pero no tiene acceso a una piscina u otro lugar de natación, deberá relegar su agenda de ejercicio a lo que resulte práctico. Pero si puede nadar y logra hallar un sitio donde poder gratificarse, podrá llevar a cabo una forma fantástica de ejercicio aeróbico.

Una ventaja de la natación como ejercicio es que elimina el esfuerzo de coyunturas y huesos que puede ocurrir debido a caminatas prolongadas. Las personas que padecen de artritis u otros problemas de articulaciones pueden nadar todo lo que quieran. Repito, el programa ideal para lograr la mayor tonificación y el mejor acondicionamiento aeróbicos es de veinte a treinta minutos al menos varias veces a la semana.

Ejercicio placentero   Al igual que ocurre en cualquier nuevo programa de ejercicio, si tiene problemas de salud, asegúrese de consultar a su médico para ver cuánto ejercicio es apropiado para usted. Averigüe en su grupo local de jóvenes. Investigue en cuanto a programas de natación para todas las edades: ejercicios acuáticos para la tercera edad, clases avanzadas de natación para niños y adolescentes y cualquier otro deporte acuático.

Si nada a solas pero en un sitio seguro, compre un equipo resistente al agua para que pueda escuchar música. Resulta muy entretenido practicar ballet acuático por cuenta propia.

Combine su programa de natación con otra forma de ejercicio, por ejemplo, la caminata. Practique la refrescante natación luego de una larga y gratificante caminata.

Tome lecciones. No importa lo bien que nade, sin duda podría mejorar. Nuevas brazadas y formas de usar su cuerpo le darán una sensación de logro que sólo mejorarán su nuevo yo en desarrollo al seguir avanzando con su programa de ejercicio.

48

PRUEBE LA DANZA

Dónde danzar Conque no le agrada socializar y no tiene la intención de empezar a pasar sus noches en los salones de baile. No importa. El mejor tipo de ejercicio de danza es el que realiza en casa, casi siempre frente al televisor. Puede hacer danza aeróbica y cuenta con cien casetes de video o más donde escoger, desde los diversos casetes de Jane Fonda a la fiesta de Richard Simmons para las personas que disfrutan de las melodías del pasado.

La danza social Si disfruta de la danza, pero no le entusiasma la idea de asistir a clubes, cuenta con otra alternativa. Puede unirse a una clase de danza aeróbica. Muchas están abiertas tanto a hombres como a mujeres, lo cual significa que puede llevar consigo a su cónyuge o quizás conocer allí a uno. O puede iniciar su propia clase. Usted realiza su ejercicio de danza y al mismo tiempo disfruta de los placeres sociales de danzar con otros.

Sugerencias con respecto a la danza

Sea como fuere que decida llevar a cabo su danza, unas pocas sugerencias podrían ayudarle a obtener el máximo placer de su nueva actividad.

Insisto, si tiene problemas de salud, consulte a su médico.

Invierta en alguna ropa especial y/o equipo. Hará que se sienta especial.

Únase a una clase de danza no aeróbica. La mayoría de las comunidades ofrecen clases de ballet, jazz y otras danzas modernas para todas las edades y los grados de excelencia. Aun cuando no tenga la intención de apuntar a Broadway, la danza puede ser divertida y puede darle una profunda sensación de logro.

Planifique su danza de modo que se ejercite al ritmo de su tipo preferido de música. Los casetes de aerobismo recorren la gama que va desde los espirituales al rock pesado. La elección del preferido maximizará su placer.

Encárelo con seriedad. Aun cuando esté solo, ejercitándose al ritmo de un casete, entregue lo mejor de sí. Su tiempo de ejercicio será mejor y también se sentirá mejor con respecto a sí.

No olvide hacer precalentamiento y reducción gradual del ejercicio. La mayoría de los casetes de video y de audio incluyen estos elementos en el programa. Pero si se ejercita por cuenta propia, recuerde que estas dos partes del ejercicio son vitales para mantener su cuerpo en estado óptimo.

LA RELACIÓN CON EL AMBIENTE

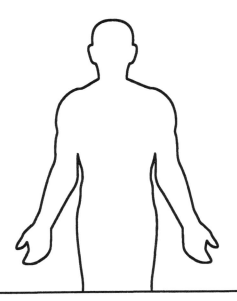

EVITE UNA EXCESIVA EXPOSICIÓN A LA LUZ SOLAR

El cáncer común de piel   Se ha estimado que aproximadamente el tres por ciento de todos los cánceres están relacionados con una excesiva exposición a la luz solar. Sin duda, la luz solar es una causa del carcinoma celular escamoso y del carcinoma basocelular de la piel, los dos tipos de cáncer de piel más comunes. Estos tipos de cáncer se incrementan con el aumento de la exposición a la luz solar.

Los individuos de piel clara parecen estar en mayor peligro de adquirirlos. El pigmento de la piel llamado melanina puede tener un efecto protector, ya que las personas de piel clara tienen menores concentraciones de este pigmento y las de piel oscura, que contraen muchísimos menos cánceres de piel, tienen concentraciones más elevadas de este pigmento.

Melanoma maligno   Este tipo de cáncer de piel menos frecuente, pero más mortífero, está creciendo con más rapidez que cualquier otro en el mundo; la incidencia se ha duplicado desde 1980. Y aunque los pequeños tumores de apariencia semejante a lunares pueden extirparse cuando se hace con la precocidad suficiente, si la malignidad se ha extendido, no existe tratamiento y, hasta ahora, tampoco cura.

La posible relación con la luz solar no se ha establecido con bastante claridad como en el caso de las formas de cáncer de piel más comunes. Pero los melanomas podrían originarse por la excesiva exposición a la luz solar. Los que se dedican a tomar sol y otros que llevan un tipo de vida al aire libre son los más vulnerables a todo tipo de cáncer de piel, sobre todo si son de piel clara.

La Sociedad Estadounidense del Cáncer nos dice que las personas que han sufrido tres o más quemaduras de sol antes de los veinte años de edad, tienen un riesgo cinco veces mayor de contraer un melanoma. Y este problema quizás se ha potenciado por la reducción de la capa de ozono de nuestra atmósfera. La capa de ozono nos protege de la dañina radiación ultravioleta. Al ser disipada, los rayos ultravioleta caen sobre nosotros con mayor intensidad de la que hubiesen tenido de otro modo, haciendo quizás que se incremente aún más el riesgo de contraer cáncer de piel.

La capa de ozono se está disipando a una proporción alarmante, debido totalmente a los contaminantes ambientales. Aprenda lo que necesite saber para detener su destrucción, reducirá así el riesgo de adquirir melanomas y cualquier otro cáncer de piel y ayudará a salvar a generaciones futuras de sufrir suertes aun peores.

También hay evidencia de que las lámparas de halógeno pueden causar los mismos efectos malos que el exceso de sol. Así que no le beneficia adquirir su bronceado en una cama solar.

Directivas de la SEC   La Sociedad Estadounidense del Cáncer ofrece esas directivas para la prevención de melanoma y otros cánceres de piel: (1) use siempre un protector solar, (2) use ropa protectora y un sombrero de ala ancha, (3) sea especialmente cuidadoso durante las horas de sol más intenso, (4) recuerde que las nubes y la bruma no bloquean completamente los rayos ultravioleta, y (5) vuelva a aplicarse su protector solar luego de períodos prolongados de natación o actividad deportiva.

50

EVITE LAS
EXPOSICIONES
OCUPACIONALES

Riesgos industriales   Cierta cantidad de sustancias utilizadas en la industria se han identificado como agentes causantes de cáncer.

Procesos industriales y exposiciones industriales
Tenga conocimiento de estas relaciones:

- Fabricación de auramina: vejiga
- Fabricación y compostura de botas y zapatos: vejiga, nasal
- Fabricación de muebles: nasal
- Fabricación de alcohol isopropílico: senos paranasales
- Refinamiento de níquel: nasal, pulmón
- Industria de la goma: vejiga, otros
- Minería subterránea de hematites (exposición al radón): pulmón

Químicos y grupos químicos   He aquí una lista de los carcinógenos conocidos, seguidos del tipo de cáncer que se sabe causan:

- 4-aminofenil: vejiga
- Arsénico y compuestos de arsénico: pulmón, piel
- Asbestos: estómago, pulmón (mesotelioma)
- Bencina: leucemia
- Bencidina: vejiga
- Bis (clorometilo): pulmón
- 2-naftilamina: vejiga
- Hollines, alquitranes y aceites: piel, pulmón y vejiga
- Clorovinilo: hígado (angiosarcoma)[1]

Se siguen investigando numerosas otras sustancias para determinar su carcinogenicidad. Téngalas presente y respete las reglas de seguridad establecidas por la *Occupational Safety and Health Administration* [Administración de seguridad y salud laboral] para minimizar la exposición a estas sustancias. Tome todas las precauciones contra el cáncer que pueda... esté donde esté.

1   *International Agency for Research on Cancer* [Agencia Internacional de Investigación de Cáncer], *IARC Monograph on the Evaluation of the Carcinogenic Risk of Chemicals to Humans, Chemicals, Industrial Processes, and Industries Associated with Cancer in Humans* [Monografías de la IARC sobre la evaluación del riesgo carcinogénico de químicos para los humanos, químicos, procesos industriales e industrias asociadas con el cáncer en los humanos], IARC Monographs vols. 1-29, *IARC Monographs* supplement 4, Lyon, Francia, IARC, 1982.

OTRAS COSAS QUE DEBIERA HACER

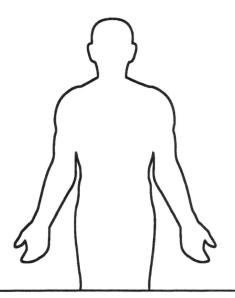

51

RÍASE UN POCO

En el principio En 1964, Norman Cousins dramáticamente adquirió una rara e incurable enfermedad que degenera el colágeno, o tejido conectivo, por todo el cuerpo. Se dio el alta del hospital y se internó en un hotel. Miró películas cómicas, leyó libros de humor e hizo cualquier otra cosa que se le pudiera ocurrir que provocase risa.

En un inicio tenía la intención de lograr una mentalidad positiva. Pero pronto descubrió que la risa era también un antídoto directo para el intenso dolor que había estado sufriendo: diez minutos de risa le servían de analgésico por dos horas.

Cousins se recuperó e inmediatamente empezó a contarle a la gente lo que le sucedió. La *New England Journal of Medicine* [Revista de medicina de Nueva Inglaterra] publicó un artículo escrito por él, y luego Cousins publicó el bestseller *Anatomy of an Illness as Perceived by the Patient* [Anatomía de una enfermedad según la percibe el paciente]. El resto es historia, porque ahora la risa se ha convertido en una parte integral de la labor de muchos grupos de apoyo para pacientes que padecen cáncer y algunos sicólogos se especializan en terapias centradas en la risa.

Neuroquímicos Los científicos han descubierto que existe cierta química asociada con la felicidad y la risa. Al parecer, el eslabón físico se encuentra entre los químicos elaborados en el cerebro (neuroquímicos) y el cuerpo, incluyendo el sistema inmunológico. Cuando los científicos finalmente hayan destrabado todos los misterios de estos químicos y las formas en que interactúan con el resto del cuerpo humano, es posible que descubramos otra pieza del rompecabezas de la prevención y quizás la cura del cáncer. Mientras tanto, basta saber que la risa puede ser valiosa en la lucha contra el cáncer. Y aunque no lo sea, de todos modos ha disfrutado de un buen rato. De modo que ríase con ganas. No puede hacerle daño y hasta es posible que le sea de ayuda.

52

COMPARTA ESTE LIBRO CON UN AMIGO

Cambios en la dieta y el estilo de vida Un panel de expertos en el *International Congress on Obesity* [Congreso Internacional de Obesidad] estableció algunas directivas para la creación de programas de control del peso. Algunos de los mismos principios se aplican a la prevención del cáncer, pues muchas de las cosas que puede hacer para protegerse del cáncer involucran modificaciones en la dieta y el estilo de vida del mismo modo que lo hace un renombrado programa de pérdida de peso a largo plazo.

Sin duda, para prevenir el cáncer, debiera lograr y luego mantener su peso ideal, tal como lo mencionamos con anterioridad. Un elemento de un buen programa de pérdida de peso es el apoyo sicosocial. Lo mismo ocurre en cualquier modificación importante de dieta o estilo de vida, tal como un programa en contra del cáncer. Así, sus amigos y familia pueden jugar un rol muy importante en ayudarle a hacer muchas de las cosas que contribuirán a prevenir el cáncer.

Comunique la noticia   Una forma de involucrarlos es darles a leer este libro. Si comprenden algunos de los muchos motivos que lo mueven a modificar su dieta y estilo de vida, tal vez se dispongan a ayudarlo en el logro de sus metas. Hasta es posible que estén dispuestos a unirse a usted. Resulta mucho más fácil mantener una dieta o participar de un programa de ejercicio si tiene con quien hacerlo, sobre todo si ese alguien es especial para usted.

Además, ayudará a informarles acerca de cómo protegerse del cáncer. Y luego es posible que ellos enseñen a otros y así sucesivamente hasta que se inicie toda una cadena de personas que practican la prevención del cáncer.

De modo que comparta este libro con un amigo. Si todos trabajamos juntos, llegaremos finalmente a conquistar esta terrible plaga que denominamos cáncer, y en el proceso aprenderemos algunas cosas que nos mantendrán en un estado general más saludable y feliz.

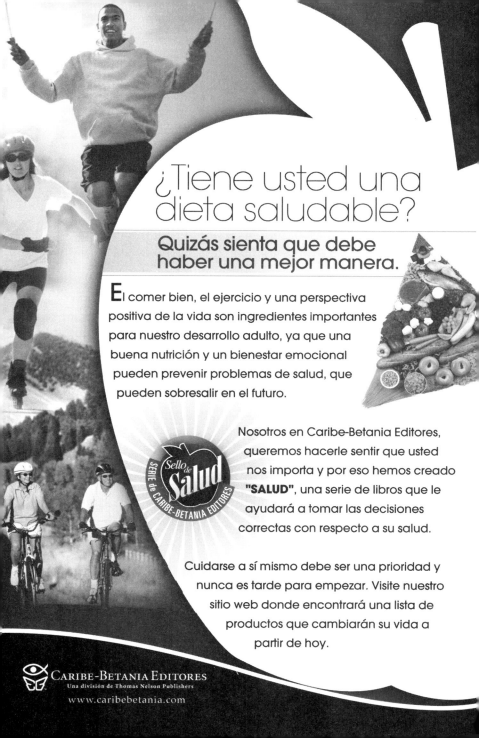

¿Tiene usted una dieta saludable?

Quizás sienta que debe haber una mejor manera.

El comer bien, el ejercicio y una perspectiva positiva de la vida son ingredientes importantes para nuestro desarrollo adulto, ya que una buena nutrición y un bienestar emocional pueden prevenir problemas de salud, que pueden sobresalir en el futuro.

Nosotros en Caribe-Betania Editores, queremos hacerle sentir que usted nos importa y por eso hemos creado **"SALUD"**, una serie de libros que le ayudará a tomar las decisiones correctas con respecto a su salud.

Cuidarse a sí mismo debe ser una prioridad y nunca es tarde para empezar. Visite nuestro sitio web donde encontrará una lista de productos que cambiarán su vida a partir de hoy.

Sello de **Salud**
SERIE de CARIBE-BETANIA EDITORES

CARIBE-BETANIA EDITORES
Una división de Thomas Nelson Publishers
www.caribebetania.com